超越医疗：HIT 的拓荒

"军字一号"
点滴回望

任连仲◎编著

电子工业出版社
Publishing House of Electronics Industry
北京 · BEIJING

内 容 简 介

本书围绕在我国医疗行业信息化建设进程中发挥了重要作用的"军字一号"医院信息系统的研发和推广应用，收集选取了 30 余个故事，将其分为"蓄势准备，赢得机遇""形成拳头，团队作战""倾心倾力，打造精品""科学谋划，创新发展""斗智斗勇，决战决胜"五个部分。所有故事的主题旨在从人文视角记录、揭示"军字一号"医院信息系统研发和应用群体的精品意识、创造思维及敢于担当的负责精神和科学严谨的作风。因为"军字一号"医院信息系统的研发和应用群体很大，精彩的创作事件很多，这里收集的仅是其中的点滴。

本书可供医疗信息化的管理者、使用者和技术工作者使用，也可作为其他行业信息化工作者乃至相关院校师生的参考读物。

图书在版编目（CIP）数据

超越医疗：HIT 的拓荒："军字一号"点滴回望 / 任连仲编著 . —北京：电子工业出版社，2016.5

ISBN 978-7-121-28672-8

Ⅰ．①超… Ⅱ．①任… Ⅲ．①医院—管理信息系统—介绍—中国 Ⅳ．①R197.324

中国版本图书馆 CIP 数据核字（2016）第 091356 号

责任编辑：徐蔷薇　　　特约编辑：马晓云
印　　刷：三河市华成印务有限公司
装　　订：三河市华成印务有限公司
出版发行：电子工业出版社
　　　　　北京市海淀区万寿路 173 信箱　邮编　100036
开　　本：720×1 000　　1/16　印张：14.25　字数：233 千字
版　　次：2016 年 5 月第 1 版
印　　次：2016 年 5 月第 1 次印刷
定　　价：59.00 元

凡所购买电子工业出版社图书有缺损问题，请向购买书店调换。若书店售缺，请与本社发行部联系，联系及邮购电话：（010）88254888，88258888。

质量投诉请发邮件至 zlts@phei.com.cn，盗版侵权举报请发邮件至 dbqq@phei.com.cn。

本书咨询联系方式：xuqw@phei.com.cn。

编委会名单

主　　编：任连仲

策　　划：朱小兵

主　　审：朱小兵　宁　义　姜跃滨

编写人员：

任连仲　解放军总医院计算机室原主任

陈金雄　南京军区福州总医院信息中心主任

朱小兵　HIT 专家网主编

苏小刚　空军总医院计算机中心主任

刘敏超　解放军总医院计算机应用与管理科主任

陈联忠　北京嘉和美康信息技术有限公司副总经理兼技术总监

田　燕　广州军区总医院信息中心原主任

衡反修　北京大学肿瘤医院信息部副主任

张红君　解放军 161 医院信息科主任

张　岩　解放军 252 医院信息科主任

韩翠娥　北京大学肿瘤医院运营办原主任

张丽君　解放军 251 医院总经济师

王洪强　沈阳军区总医院信息中心副主任

陆　菲　嘉兴市妇幼保健医院信息科科长

韩　露　解放军第 161 医院信息科工程师

编者的话

我国医疗信息化事业发展已二十余年。我认为，医疗信息化所走的道路，很像我国军工事业所走的道路：既跟踪前沿发展，又扎根于我国实际，走出了一条符合国情、符合用户实际需要的道路。沿着这条道路，医疗信息化工作者充分发挥自己的创造能力，开发了具有自主知识产权的各类应用系统及各种专业化产品，有力地支持了我国医药卫生事业的发展，特别是新医改的进展。其中有些产品、有些系统，其应用效果之好、生命力之强、影响力之大，超出了业界最初的预想。"军字一号"医院信息系统就是其中一例。在这条发展道路上，我国医疗信息化从业人员的创造性思维和责任意识、务实方法和奋发风貌，是我国医疗信息化事业的宝贵精神财富的重要组成部分，值得挖掘和传承。

我也注意到，医疗信息化事业在多年的发展中，报刊和网络媒体所载论文乃至正式出版的专著，大多从技术层面阐述系统的设计、产品的研发、项目的建设，以及实现的方法和策略，很少见到揭示一项应用工程背后的思想内涵、创作激情、睿智哲理、从业精神，以及那些符合我国本土文化特点的组织模式。良好的技术及其应用固然要写，但其背后的思想精髓和创造性思维也应该揭示。我们期望有更多的人在宣传各种创造成果的同时，也注意挖掘和宣传我们的"IT文明"。历史证明，只有物质和精神两方面的精华同时得到传承，我们的事业才能持续稳健发展。

只要你认真观察就会发现，几乎同样资历的人，由于其追求目标不一样，精神状态不一样，价值取向和责任意识不一样，其潜能发挥的程度会大不一样，其工作效率会有几倍乃至十倍的差别，做出的产品或系统的品质和生命力也有极大的差别。反映在一个团队上也是，因精神状态不一样，向心力和凝聚力不一样，工作的组织模式和协同方式不一样，同样规模的团队，其成果的产生率及其成果的影响力同样存在巨大差别。

我国医疗信息化事业处于"互联网+"时代的大好发展机遇期。但是，人才队伍建设，一直不容乐观。如何帮助更多的年轻人认知医疗信息化事业，帮助他们尽快进入成长的快车道，寻找医疗信息化人才队伍背后的"魂"，揭示他们从业过程中的科学严谨作风，为行业发展增加正能量，是编写本书的初衷。

每个人的从业内容不一样，但很多做事的思维哲理和实践体验是可以共享的；系统或产品的生命周期可能有限，但创造实践中提炼出来的事物发展规律将会是永存的。我们期望这一笔笔精神财富和成功规律得到承接，能够永续发酵。

我认为这一初衷对提升 IT 人员的素养和团队战斗能力是有益的，对推动我国 IT 事业的发展是有利的；但碍于眼界有限、知情有限，只能对我参与过的"军字一号"医院信息系统的研发、应用，以及在其继续发展和完善过程中一小部分同行的事迹行踪中做有限的"回望"。"军字一号"这套系统推广使用已达 20 年，它的使用面和影响面已经相当广泛，由于编者的精力、目力所限，所能做出的"回望"，也只能是点点滴滴，只能是太湖中的一小盆水。

有句名言说得好，"一滴水可以折射出太阳的光辉"。

如果本书所撷取的每一点、每一滴来自一线人员的感悟和创新，都能多少带给同行们些许借鉴或启发，那将是本书编者和作者们的快乐和荣幸。

在本书成稿过程中，得到了众多活跃在我国医院信息化一线同行们的帮助和支持，在此不一一细说感谢，我相信他们和我一样都出于同样的目的。

书中各篇短文之间，相对独立，读者可按个人兴趣随意选取阅读。

为帮助年轻读者进一步了解"军字一号"名称的由来以及这个项目的建立和实施概况、研制过程中的经验教训，在本书正文后边给出了"军字一号工程"信息系统研发的历史回顾和"军字一号"名称的由来。

任连仲

2016 年 3 月

序
HIS 创新路　飞鸿踏雪泥

2015 年 11 月，在北京 CBD 中心地带的一个五星级宾馆的会议厅，会场布置典雅、简洁、温馨。我坐在第一排，听一位年长的美籍华人陈博士的演讲。讲者曾是资深的美国纽约 HIT 建设的领导者和管理者，他的演讲中文夹杂着英文，介绍和剖析美国 HIT 的最新进展和发展趋势、核心技术。听的人不多，近百人，都是来自全国各地的医疗卫生信息化的精英，许多人对陈博士演讲的理念其实并不陌生，心中盘算的是如何面对面地吸取经验以解决自己工作中遇到的难题，演讲后提什么问题才能切中要害、为我所用。

我作为主持者，把握着会议的节奏，按部就班，不急不缓。面对近年来已经司空见惯的场景，不禁浮想联翩，心绪难平。

我想起三十多年前，在北京协和医院老楼的阶梯教室，HP 公司技术高管唐博士所作的临床信息系统发展的报告，毫无疑问是当时美国 HIT 前沿的绝佳技术秀。虽然会议向全北京的各大医院发了邀请，但在座观众绝大部分是会议主办方用来"充数"的临床医生和护士，来参加的真正专业对口的信息技术工作者寥寥不及十人。唐博士演示的多媒体图形化医生工作站界面，就好像科幻电影里的场景，对我们还正在用 DOS 加微机开发工资管理系统的人来说，为我们带来那场纯英文演讲的唐博士简直就是天外来客。

十年后，还是在北京协和医院的讲堂，一位执全球 IT 牛耳的大公司的销售，大讲"我们给你们带来的不仅是世界一流的医院管理信息系统，而且带来了世界先进的医院管理理念"，言语之自信，态度之傲慢，似乎一举拿下中国内地的医院信息系统市场，不过是探囊取物。作为一名"土鳖"医疗卫生信息技术的研发人员，心中能不"上火"吗？

30 年弹指一挥间，谁都知道今日中国内地 HIT 发展之势，如燎原之火，与 30 年前，已然天壤之别，不可同日而语矣！那么，事物发展变化的拐点自何日始？这不值得我们探究，不值得我们回忆，不值得我们纪念吗？

读了任连仲先生编著的这本《超越医疗：HIT 的拓荒——"军字一号"点滴回望》，我恍然大悟，这就是在那个拐点时刻发生的鲜活的故事啊！

1997—1998 年，先后诞生的北京众邦慧智公司的"中国医院信息系统"和解放军总后勤部卫生部统筹指挥、以 301 医院为主研发的"军字一号"医院信息系统，一个似雄鸡报晓，一个似震耳春雷，预告了中国内地医疗卫生信息化的最主要阵地——医院信息化将会发生根本性的变化。近 20 年过去了，客观地回顾一下我国医院信息化的发展历程，我们完全有理由信心满满地高声呼喊："我们成功了！"

第一，随着解放军的"军字一号"系统在全军、在地方，众邦公司的"中国医院信息系统"在全国三级医院的推广，一大批后续医院信息化公司与产品紧紧跟上，20 年来，一个新兴的产业链逐渐形成。几乎全部依靠我们国家自己的科学技术人员设计、开发、推广、维护的医院信息系统，在国内生根、开花，基本上满足了全国 2 万多所医院的信息化需求，支持了几次三番的复杂医改变革，支持了医院管理的日趋科学化，成功应对了医院飞速增长的医疗服务重担。可以说，我国有自主知识产权的医院信息系统，现已变成了我国所有医院须臾不可或缺的核心业务支撑系统。

第二，医院数据处理量、数据处理的及时性要求，数据完整一致性要求、业务流程的复杂和多变，数据对象的多样性、病人隐私保护、数据的交换与共享，使得医院信息系统被称为世界上现存的最为复杂的一类信息系统。它与我国的银行系统、航空售票系统、企业 ERP 的起步阶段都是引进国外的软件相比，在我国 HIT 技术人员的努力下，始终没有给国外公司和软件直接进入我国 HIS 市场留下宽裕的市场空间。我们靠的不是政府的准入限制，而是我国技术人员的知识、智力、学习能力和努力刻苦。他们打造的市场和技术壁垒使得国外优秀系统望而却步，难以逾越。仅此一点，就为国家省下来多少投资！

第三，我们做到了国内 HIS 的普及与推广，满足了医院管理与临床业务的基本需求，但医院信息化建设的投入总体上讲始终没有超过医院总收入的 1%，而国外的这个比例往往是 2%～3%。这是一个很了不起的成绩。考虑到中国医院的规模、海量诊疗业务量的负担和有限的 IT 专职人员，系统能够保证医院 7 天 24 小时的连续顺利运转，这是何等的低投入和高产出，这不值得我们骄傲吗？

分析"军字一号"成功的因素，总体在于一个"势"字。这当中，又不外乎"天时、地利、人和"三要素。

其一，天时。20 世纪 90 年代中期，中国改革开放的局面下，国民经济飞速增长，海外资本蜂拥而至。同时 IT 技术的飞速进展，硬件价格越来越低，软件开发工具越来越得心应手，这为 HIS 的自主开发和推广到医院应用提供了可能，打好了基础。此机遇乃天时也，可遇而不可求。

其二，地利。中国有县级医院 19 000 家，三甲医院近 1000 家，正在面对管理科学化、不断创新医疗服务、提高运营效率和控制医疗成本的严峻挑战。信息化助推医院管理进步是一个日趋强烈的刚性要求。2009 年新医改之后，卫生行业大面积普及电子病历、临床信息系统，区域卫生信息化建设全面提速。如此广阔的市场前景，世界上还有第二个可以与其比肩的地方吗？

其三，人和。"军字一号"这一医院管理信息系统的艳丽奇葩生长于解放军的沃土不是偶然的。解放军强大的领导力，资源统一调配，医院管理模式与组织体系的相对整齐划一，令行禁止，这都是保证这一系统能在如此之短的时间，在如此之大的范围，完成规划、设计、研发、推广的环境条件和保障。本书中"军字一号紧急进驻小汤山医院"一文，即可以看出这一"人和"优势的极致表现。

领导的视野和能力决定信息化的成败。以傅征将军为代表的总后卫生部的坚强领导是"军字一号"成功的一个重要原因。傅征将军不仅是解放军总后卫生部的信息化领导者，而且堪称是我国医疗卫生信息化的旗手。他审时度势，安排启动了"军字一号"项目；大胆拍板，实现了引进外资，解决了研发资金不足的难题；坚决实施集中兵力打歼灭战的既定方针，选择精干有实战经验的 301 医院团队作为开发主力，继而抽调全军的力量全力推广；尊重和鼓励技术人员的积极性、创造性；在推广的关键时刻运用行政管理开路，统一思想，攻克难关。从本书中引用的傅征将军的讲话，可见其雷厉风行的领导作风之一斑："你们必须舍得丢掉那些盆盆罐罐，不要贪图那点蝇头小利！要从全局出发，立即把全部力量集中到这项大的任务中来，必须全力以赴！"

领导的科学决断，离不开强大的执行力。"军字一号"项目成功的另一个核心因素还是"人"，不仅是人的才干，更有团队的团结和精神。正如《编者的话》里所总结的："几乎同样资历的人，由于其追求目标不一样，精神状态不一样，价值取向和责任意识不一样，其潜能发挥的程度会大不一样，其工作效率会有着几倍乃至十倍的差别。"本书中所记载的一幕幕场景，一个个动人的故事，"包子筵""西山十日封闭会议""精品意识""系统设计，一诺千金""不因事'小'而不为""小汤山的奋战"，等等，无论是争论还是共识、是开会还是编程，是研发还是推广，是攻坚克难还是完成琐碎的日常事务，件件都反映出了这是一支既讲技术更讲精神的队伍，是团结、进取、吃苦、负责的团队。在这样的团队攻关，"每一个骨干成员的气势都像压不住的喷泉一样持续地喷发着，整个团队就像一盆火"，有这样的一支队伍，才会有"军字一号"项目的辉煌与成功。

特别值得一提的是，在这样的决策和执行体系下，"军字一号"所选择的正确的技术路线和创新，使得它很长时期引领了我国医院信息系统的跨越式发展。

把发达国家的先进 IT 技术应用于中国，让它适应于中国的环境，满足中国的需求，为此所做的每件事、前进的每一步，都是国内没有人尝试过、实践过的，这不就是创新吗？"军字一号"探索、实践并且在大批医院实施获得巨大成功，这足以证明其技术路线是完全正确的。

扼要地把"军字一号"的技术路线与创新归纳一下，包括：将中国的医院信息系统的体系建立在客户机／服务器的架构之上，自上而下地基于商业化数据库（Oracle）进行一体化医院信息系统设计，开放全部数据结构设计用于本地化和客户化改造，充分保证文档安全的电子病历编辑器的设计与应用，在军地大小规模完全不同的医院快速部署和实现一体化医院信息系统的模式，等等。后续还有大量的 HIS 公司沿着"军字一号"开辟的道路获得了成功。

我们曾一度把中国医疗卫生信息化领域比喻成一块未经开垦的处女地，布满沼泽与陷阱。有人玩笑地有意把医院信息系统的缩写"HIS"念成"害死"。

因为它吞噬了大量的投资，浇灭了多少企业家的创业激情，打破了多少 IT 才俊们的五彩梦。然而，"军字一号"的开发者，像一群垦荒牛，不辞劳苦，呕心沥血，只管耕耘，不计得失。他们成功了，他们是佼佼者，他们是昂首冲天的一群鸿雁。一批"军字一号"锻造出来的骨干和精英，正在冲进布满彩霞的天空，飞向更远大的目标。

本书正是他们艰苦创业日子的一个缩影。他们在那些艰苦年月的所作所为，留下的痕迹，就像大雁在泥雪地里留下的爪痕，不仅坚定、清晰，而且指向丰沃坚实的土地。我们知道，流逝的岁月终将会冲淡它们，因此，我们要记录下这点点滴滴，为了创业的勇士，为了同行，也为了后来者。

我们就用苏东坡的诗句作为这篇序的结尾：

人生到处知何似，应似飞鸿踏雪泥。

2016 年 2 月于成都

目录 / Contents

"军字一号"前夜
——蓄势准备，赢得机遇

盛年不再来,一日难再晨;及时当励,岁月不待人。

——陶渊明《杂诗》

每个人的一生中，幸运女神都来敲过门，可是，许
多人竟在邻室中听不见她。

——［美］马克·吐温

谋无主则困,事无备则废。

——战国哲学家 庄子

建设精英团队

——忆 301 医院计算机室小型精英团队建设

　　建设精英团队是各行各业管理者都在努力为之奋斗的目标之一，是组织管理学中的一个通则，怎么和"军字一号"扯上了关系呢？

　　比较知底的同行们都持有这样的看法：301 医院 IT 团队与"军字一号"医院信息系统的研发相伴而生。没有当初这伙小型精英团队，"军字一号"任务不会落在 301 医院，也不会有后来的结果，而没有"军字一号"任务的历练，这个小型团队也不会有后来的那么"精英"。我觉得，追忆一下这个小型精英团队的建设过程以及它在"军字一号"任务中的历练成长，对理解"军字一号"这套"精品"的产生、对年轻同行们的团队建设会有某些裨益。

被迫当上室主任

　　1987 年年初我从国防科技大学奉调来到 301 医院计算机室，就在这年 3 月，医院提出一项改革措施：对各个科室主任来一个"普选"，然后经由党委任命。在毫无精神准备的情况下我被推上这个室主任的位置。

　　刚到这个室的时候，满脑袋想的是，原来我搞的主要是计算机系统的设计，是以硬件为主的，到了这个地方，主要搞计算机的应用，搞信息管理，变成以搞计算机应用软件为主。这对我来说是一个大转行，也是一次新的学习机会，于是我加紧熟悉相关语言，学习应用系统设计，全力熟悉当时主要在用的 COBOL 语言以及 BASIC 等。可是，当上这个室主任，角色变了，脑袋里考虑的内容必须再来个大的转变，考虑的重点不应该只是"尽快学几招手艺"，应该换个思路，重点考虑这个室今后应该如何发展，发展成什么样子，与此相应的是需要全面分析这个队伍的能力到底是什么水平。

301 医院是全军的总医院，它的地位本身对这个室就存在这样的要求：它应该像医院在医疗和医疗管理领域具有引领作用那样，在计算机应用方面也具有一定的引领作用，它不仅要具有信息系统的建设和运维管理能力，还必须具有研究与设计应用系统的能力，在医院信息化建设与应用方面走在本行业的前列。

那个时候，国内的医院信息管理还处于发展初期，医疗 IT 市场远未形成，要想在计算机应用和信息管理方面有所作为，主要靠自己组织研发。

要真正实现这样的目标，在编制只有 15 人的情况下，这个队伍必须相当精干才行。

考察分析队伍状况

这个室的队伍到底情况如何，必须花点时间摸清。经过半年左右的观察，我发现，这个队伍存在三种情况。经过对这些情况的分析，促使我们必须做出战略性的调整，否则难有大的作为。

这三种情况是：这个室，有理论根底深厚、见多识广、心中总在琢磨干一番大事的老同志；有名牌院校毕业且专业基本对口的年轻硕士，他（她）们的眼睛里总在寻找适合用户需要的题材并设法体现出自身的价值。问题是，这两种人占比太低。再一种为数不少、约占室内一半以上人的情况是：独立工作能力和独立设计能力远远不足，交给一项任务大都不知从何处入手，写不出像样的需求分析，写不出像样的设计文档，从精神状态来看多属于被动型的，即脑子里没有明确的追求目标，没有强烈的钻研动力，在做事风格和工作作风上更有两点让我不可接受：一是当系统运行出现问题时，总习惯于马上找服务商，或者干脆提出服务外包，而不是通过综合分析，先使问题定位，然后设法排除；

二是干任何一项带有开创性工作之前总习惯于先接受培训，似乎不经过培训就干不了这项工作，这很像我在某所大学听到一位教师说过的："让我当先生还得让我先当学生"。这样的干事理念和思维方式与我原来所在单位的传统截然不同，与我个人的干事风格也大相径庭。这样的人怎么能够独立承担信息系统的研发设计任务？怎么能够创建出优秀的应用软件？这样一些人组成的团队根本称不上精干团队。

作为全军的总医院，技术队伍怎么会存在这样的情况？带着这个问题，我来到医院人事处，说明我所发现的问题。起初，他们还很惊讶："这些人都是从计算机应用专业要来的，是专门学计算机、学信息管理的，怎么，不对口吗？！"原来，301医院的干部部门，引进年轻医生时他们熟知应该从哪些名牌院校选要，比如，大都从军队最好的医科大学以及北医、同济、华西等知名度高、教学水平高的医学院校选要，而对计算机应用方面的他们就只看院校名称了，完全不知哪些院校强，哪些院校弱，更不知道强者和弱者培养出的学生的能力和水平存在多大的差距。

来到这个室之后，我还发现了一个很有意思且耐人寻味的情况：我的前任是一位很有干大事头脑的人，曾经在院领导的支持下，设法引进了一台惠普小型机，用于支持医院信息管理。管理软件从何而来？自知当时队伍能力不够，于是联络了中国人民大学合作开发医院信息管理系统。机器买进来了，把大批人马派往香港培训，而人民大学教师和学生在院里搞应用软件设计。我来到这里时人民大学的教师和学生大都已经撤退，当时已经运行起了几个模块，如病人主索引、病历检索和药库管理等。再进一步考察，这几个模块是怎样实用起来的呢？原来是学校的老师搭起了一个框架，学生们编制出应用程序，似乎软件设计已经完成了，可拿到现场却应用不起来，很多地方不符合用户要求，恰恰是这个室里的少数能力较强的、但都没有参加"培训"的年轻同志，依据用户的反应，依据实际的业务需要，完全靠自学掌握了语言工具，对年轻助教和学生们编制出来的软件修改了60%～70%后才运行起来的。

这一实例也正好印证了这样一个经典性规律：不管你采用哪种发展模式——自己研发还是合作研发，要想做成真正实用的信息系统，自己的团队必须是一个具有独立分析能力、独立设计能力、具有创建能力的团队。这一实例也加深了我当初的印象：我看重的具有独立学习能力、独立分析问题和解决问题能力的几个才是我们真正需要的骨干型人才。只可惜，在这个室里，这样的人才占比太小。

通过这一实例的验证，更坚定了我最初的决心，要想实现前面所说的目标，目前这个团队必须做大幅度的调整和优化。

设法培育精英团队

怎么调整和优化这个团队？从何处着手？我开始思考采用什么办法，走什么样的路子。

301 医院可用的资源和有利条件比较多，但也一定会遇到不少困难和阻力，但我坚信，办法总比困难多，按照既定战略方向坚持走下去，目标是可以达到的。

我把当时设想的办法和途径归纳为五点，并把这些想法与包括支部委员在内的几位骨干充分沟通，还好我们基本达成共识。

（1）从专业对口且教学水平高的院校挑选优秀毕业生，同时采用转业和交流的办法将不胜任要求的输送出去，来个逐步"换血"。

（2）请外部专家来室里讲学，或把专家请来与我们的年轻人对口交流。

（3）通过种种渠道争取国家级课题，或独立承担，或合作研发，以此历练队伍的研究能力和创造能力。

（4）不管是业务分组还是任务安排都贯彻这样一条：以强带弱，以老带新。

（5）无论大小课题、哪怕是一项小的任务，开始实施之前，都要对承担人做出的需求分析、实现路线和设计方案组织集体讨论。采取这样的策略，不仅是集思广益、优化设计，还有很重要的一点是，培养团队意识和团队协同作战能力，让团队共同成长。

这几项措施执行起来，有的比较容易，有的却相当困难，尤其是人的输出。

身在总后勤部的一位朋友曾对我说过："老任啊，你刚来301，不知底细，在人员去留问题上你可要谨慎啊！我们那里一位基层领导，要让一个人转业，名单还未送上去，他先被转业了"，说得让你心里有点瘆得慌。难也好，风险也好，选好的路子必须走下去。

引进优秀学生。这不难，我们和几所顶尖的对口院校都有较好的人脉关系，挑选优秀毕业生进来问题不大。我们先后从国内顶尖院校招来了多名对口专业的硕士，这些人都成了团队的骨干，最先招来的是薛万国，接着是刘少初、谢秀林、杨秀合、赵芳启、卓贵华……我们还从清华大学多批次招来"保留硕士学籍"的短时间工作的学生，这些人在院内从业期间虽然没能做出完整的项目，但是他们热情高涨、思想活跃、思维敏锐，不仅在若干局部问题上做出过贡献，而且为这个室培育刻苦钻研精神、创造生动活泼的学术气氛起到了良好作用。

请专家前来交流授课。在这方面，我们有相当丰厚的资源。最初的几年，结合我们的实际需要，曾先后请来过国防科大的卢锡成教授（后为副校长、总装备部科技委副主任、工程院院士）、网络专家窦文华教授（后为院长）、银河计算机操作系统主任设计师孟庆余教授、"863"专家组专家吴泉源教授，还请来过中科院计算所和清华大学的著名专家教授前来讲学。当时，凡来北京办事或来本院就医的专家和朋友我们都不放过。

输出人员也还相对顺利。有的人发现了自己的能力和特长与室里的目标不符就主动离开这里自寻高就了；也有个别的不愿意离开、又打又闹的，我把这些看做小事，都一一度过了；最让你为难的是：一旦编制内有个空位，马上就有人把"关系户"推介给你，其中有的是机关领导推介过来的，有的是"实权"人士推介过来的，并许诺说："你收下这个人，以后你们室的职称和级别提升好办！"还有的，也是机关某领导推介过来的、学位很高、几乎让你没话可说、但实际能力却让人大打疑问的。面对这样的种种情况，让你只好下定决心：要想建成精英团队，只能是本着选贤任能的原则，选择能干的、精干的、真正符合我们要干的事业要求的，否则一概挡住！在当时那种情况下，如果没有这样的恒心，原先预定的目标绝对不可能实现。

按照这样的目标和思路，经过两三年的优化和历练，建设精英团队初见眉目。

这个团队，可以称为精英团队，不是我说的。一次，我们组织一个项目鉴定会，期间，作为评委的李包罗教授在餐桌上说起："老任啊，你刚来的时候，你们这个队伍不如我们的"，我马上回应说"是的"，李教授接着又说"现在可不一样了，我们几个医院的加起来都不如你们这个队伍强了"。我嘴里忙着回应"哪里，哪里！"心里却有了几分欣慰。在"军字一号"医院信息系统第一期学习班期间，带队前来参加学习的长海医院的余志明同志也曾感慨地说："你们这个团队真是兵强马壮啊！"

在真实任务中历练

我的原则是，对于年轻人要给予充分信任，只要他具有基本的学习能力，就要给他机会，让它在任务中历练，以"军字一号"医院信息系统的研发为例，我们采用了这样几套办法：

第一，让每个人独立承担任务。在总体方案和总体设计敲定之后，把一个个分系统或子系统的设计任务分配给每个人，让其独立承担，在设计和实现过程中再给予实实在在的帮助和指导。

第二，必须熟悉医院业务。对于新来的学生，不管你什么学历，我们都要求他遵守这样一个规矩：接到任务后都必须先到相应业务部门"见习"，熟悉那里的业务操作以及业务管理，回来后再开始写需求分析和系统设计。

第三，采用"包干"方式。也可能是人手少的原因，我们没有按照常规的软件研发模式，将规划、设计、实现、测试作为不同阶段分配给不同的人承担，而是把每个分析系统或子系统，从需求分析开始，直到试用成功的全过程由一人负责到底。当然，采用这种模式，不能大撒手，而是对设计和实现过程中的重要环节，如需求分析、概要设计直至最后成果都要组织集体审核、把关，直至被多数人认可。这种模式实施的结果，不仅保证了软件研发的高效率和高质量，而且走过这样一个全过程之后，室内每个年轻骨干都锻炼成了高水平的可承担任何功能系统设计的软件设计师。

第四，用"样板"带一般。任务分配下去之后，对每个重要环节的设计文档，都是先找出一份比较优秀的，再组织有关人员进行优化完善，以此作为"参考样板"，供大家参考。

第五，更硬材料用在刀刃上。在整个系统的设计中，有些更为核心、更为关键的环节，如特别复杂艰巨的业务模型的设计、各种规范的起草、数据结构的设计和调优、软件质量监控等关乎全局质量的任务，都让那些对目标理解更为深透、技术基础更好、分析综合能力更强的人承担。

随后的实践证明，这些措施，无论是对"军字一号"任务的完成，还是对这个团队的历练都是有效的。

团队精干的表征

这个团队，强在什么地方？精在什么地方？我可以归纳为如下几点：

首先，他们学习能力强，感知能力强，对任何疑难问题都能钻得进去，消化得了，接到任务之后，能够理出较好的实现路线和实现方法。这里仅举一例，在"军字一号"医院信息系统设计之初，有一项任务是选择信息系统的基础软件——操作系统、数据库以及开发工具。团队中几个人对当时的各种操作系统和数据库都一一进行了研究，对它们的功能、性能以及和医院信息管理特点的吻合度等都一一做了测试和比较，最终确定了至今都认为是最为合适的选择。对软件开发工具的选用也是这样，他们对当时已经出现的各种可用的开发工具的开发效率、对数据库的操作效率，以及使用的方便性等都做了大量的实验和测试，经过全面比较之后才做出最终选择。

其次，他们的分析综合能力和创造能力强。每承担起一项任务，他们都不是简单地做个需求调查，然后就照着现行业务模式画出模型、做出流程设计，而是调研之后，在"分析"和"综合"这两点上狠下工夫，然后才按照技术与业务紧密结合的原则，冲破传统思维和习惯，再拿出既符合当前业务需求，又考虑长远发展需要的业务模型、系统结构、功能说明、实现路线，给出比较完整的整体设计。例如，"军字一号"医院信息系统设计中最早提出"以病人为中心"组织相关信息，综合出具有较强生命力的"病人信息结构"，并为其建立统一 ID、统一病人主索引、合理的业务模型、模块划分，既包含当前需要的，也包含下一步建立"电子病历系统"所需要的简洁、清晰且运行高效的"数据结构"和"数据字典"，以及对行业具有深远影响的将医嘱下达与计价收费分开处理的模式等。这些基于全局的分析综合及整体规划和整体设计，对维持这套信息系统的生命周期都起到了关键性的作用；又如，在医院财务系统尚被孤立在 HIS 之外的情况下，以杨秀合同志为主综合出来的包括计价收费在内的整个"卫生经济管理"的模式至今还被广泛运用着。这些优秀设计，都是设计者们对医院业务及其长远发展进行了深入分析和综合之后做出的。

在"军字一号"任务完成之后，有人称为"后军字一号"的若干年里，这个团队虽然没有再承接像"军字一号"这样的全军全国性的任务，但他们的表现仍然不凡。例如，在数字化医院建设上，这个团队一直处于前沿地位；先后两次承接了"863"课题；作为主力完成了科技部"军民协同共建区域医疗服务示范工程"课题研究；指导"军字一号"新版本的研发；在行业发展的焦点问题上总有他们的有分量的报告和文章；从这个室走出去的人在其他岗位上也依然是行业骨干；刘海一同志在协和医院期间主持完成了由国家卫生部颁布的《电子病历应用分级评审标准》，一直被广泛应用着。

再次，作风务实。他们每次确定应用系统架构、选择研发工具、确定实现方法，都很讲究实用和易用。研制一个功能模块时，都很讲究定位准确、性能最佳、使用方便。因此，经这些人研发出来的应用系统都很实用，交付之后很少出现被颠覆或推翻的。以"护士工作站"的设计为例，承担该子系统设计的谢秀林同志，当系统的初步模样设计出来之后便请了两位经验丰富的护士前来"吹毛求疵"，切磋磨合，直到系统交付使用。

除了这些个人特征之外，还有一个共同特点是，他们既有个人自信，也尊重他人意见，既努力做好自己的工作，也乐于协助他人，即通常所说的具有协同作战的精神风范。

时至今日，这个团队已经有人离开，又有新人进来，但这个团队的精神还在。不管是走上新岗位的，还是新加入的成员，这个团队的精神依然在各领域发酵，仅从业内近年来涌现的几件优秀成果来看，在全国推进电子病历系统建设大潮中，被行业广泛认可且真正投入使用的几个规范——经卫生部颁布的《电子病历功能规范》、《电子病历应用分级评价标准》，作为"军标"发布的《疾病诊断和手术操作名称代码标准》，以及最近经总后卫生部颁布的《军队数字化医院建设标准和实施细则》，都是由这个团队中的主要成员在不同的岗位上主持编写的。

这个团队，不仅工作作风严格务实，文风也严肃严谨，从他们已经发表过的论文和著作可以看出，几乎无一不是在实验实践基础上再进一步加工和提炼撰写出来的。

正是有了这样一个精英团队，"军字一号"的研制任务才能够落在301医院，正是有了这样一个精英团队作为核心，"军字一号"医院信息系统才能够在较短时间内研制出来并迅速在全军和全国医院推广使用，而且被公认为是一套具有很强生命力的系统。

这个团队的工作效率，我们可以大致做个对比：当时境外研制一套与我们的功能规模大体相当、研制周期也基本相同、只比我们多出一两个模块的信息系统，其整个研发团队是200多人，而我们团队最多时才15人左右，核心稳定的也不过10人。

说到这里，我们再回到原始的话题：一个基层科室或一个部门，在编制有限的情况下，要想干一番大的事业，而且还要干好、拿出"精品"之作，就只能设法建设一支精英团队，别无他路可寻。

说到这里，我想起刘亚洲将军在一篇文章中说过的一句话："我们这支军队，最不缺的是人才，最缺的还是人才。"联系我们的实际，我这样理解这句话：打胜仗、打好仗要靠精英将帅，在我国，这样的精英人才很多，就看你能否将他们选拔并培育出来，反之，仗打得不好，或者业绩平平，就要从团队人才选育和人才使用上找原因了。

　　当然，建设一个精英团队需要解决的还不只是选择人和历练人，以及团队精神培育的问题，还有一个是如何将他们凝聚在一起的问题。这后一个问题，更是一个基层"班长"需要具备的另外一套工夫，是一个更为重要的课题。

（任连仲　执笔）

绝地求生

——忆我国第一个似 C/S 模式信息系统的诞生

301 医院计算机室，在承接"军字一号"任务之前，曾有过一段同样是充满激情、充满创造活力的信息系统研发经历，值得我们回望。

走到中途，被迫步入绝境

20 世纪 90 年代初，301 医院计算机室在 HP300/48 小型机上开发的以药品管理、病人主索引、病案首页以及图书资料管理为主要内容的信息管理系统获得军队科技进步一等奖之后，全体人员士气正旺，在该型机器上继续研发着护士工作站、计价收费等系统，而且还想开发病区管理系统。就在这时，遇到了一个重大矛盾：一方面，这个室已经被"中国惠普计算机用户协会"授予优秀用户奖，而且与中国惠普公司签订了《应用软件供应商协议》，在业界已经名声响亮，在这种形势下，必须沿着现有路径继续前进；另一方面，这台小型机已经无力承载更多的应用，尤其是多个终端同时工作的应用。

很明显，摆在我们面前的路子是：提出申请，将主机升级。

刚从国防科技大学调来不久的我，怎么也没有想到，升级报告提交之后，领导竟然是这样一个反应："为你们购买的已经是'超级小型机'了，你还要升级到哪里！"可是熟悉技术情况的人都会觉得此话让人有点"委屈"，在当时，HP3000/48 属于小型机中能力偏低的。怎么向领导解释？在医院工作过的都知道，与在工厂和理工院校工作不同，向医院的领导层说明一个技术问题格外困难。

为了扭转领导的这一认识，我当时想了几个办法：

第一个办法是，整理一份发达国家大型医院计算机装备和使用情况的资料送给主管领导，请他们开开眼界。我整理的那份资料是美国霍普金斯医院的，那里使用的计算机不是 1 台，而是多达 15 台，同时将这些机器与我们现有的 HP3000/48 做了对比，从中可以看出，人家那里的每台小型机的能力都超过我们那台。

这个办法用上之后，没有见到反应，便开始下一个办法。

第二个办法是，设法找到一个使用着多种型号计算机的部门，请领导前去参观，让他们知道我们的"超级小型机"到底处于什么地位，是否真的已经"超级到顶"了。

事情也真巧，想着想着，真有一个机会来了。我偶然得知，正在我院高干病房住院的、曾经担任过石油部部长的余秋里主任，出院后要去位于河北涿州的石油部物探研究院视察。来 301 医院之前我就知道，那里使用着世界上已有的各种类型的计算机，不仅有小型的、中型的和大型的，还有我国自行研制的银河巨型计算机。如果让我们的主管领导一同前往，定能大开眼界，不会再说我们那台 HP3000/48 已经"超级到顶"了。

这个机会决不能放过！

问题又来了，我这个最底层小干部怎么能和余主任说上话呢？老天帮忙，好事都让我遇到了，我此前的老领导——国防科大的张衍老校长正好住在余主任旁边的一个病房，好了，找张校长。我早就知道，张校长曾是余主任的老部下，第一，他肯定会理解我们的意图；第二，也肯定能替我们说上话。于是，向张校长述说了我们的愿望。果不其然，几天之后，余主任秘书通知院办公室："请你们的廖副院长明天早上 7 点 15 分在海军大院东门等候，随余主任一起前往涿州物探研究院考察，在涿州吃早饭。"并额外嘱咐一句："要开个好车，不然跟不上。"

廖副院长这个人对新技术很热心，自然不会放掉这个机会，她不仅自己去，还带上了主管医院科研的金元处长，还有我和我们室的老同志郁贤章。

在京石高速上，因为是早上，道路通畅，跑了半个小时多一点，8 点前便到达了物探研究院。

早饭后，我们先是作为"陪同人员"坐在会议厅的后排听物探研究院的汇报，下午参观计算机机房。

廖副院长我们一行，在物探研究院的庞大机房里，跟随余主任，对正在执行不同作业任务的大型机、中型机和小型机看了个遍，自然的，对我国自行研制的银河计算机更不会放过。我借着讲解专家的话，还专门低声向廖院长解释："他在介绍的那台 IBM360 系列中的小型机是该系列中最小的，可它比咱们医院那台的能力还要强些。"

这一遭下来，我们的领导自然不会再坚持我们那台 HP3000/48 是超级得不能再超级的了。

两招过后，我想，我们的"主机升级申请"应该可以通过了。

一天，院领导召集有关人员听取我们的"主机升级"汇报。参会之前，按照我的老同事郁贤章同志常说的"理由充足论"做了充分准备。我们提出的经费预算是 200 万元，这已经是低得不能再低了，而且没敢"留点余头"。可是，万万没有想到，医院的一把手梁院长，最后给出的结论竟然是"我们理解你们的要求，是需要升级，可现在医院拿不出那么多钱给你们"。这实际上是否决了我们的主机升级的申请报告，主机升级是不可能了。

绝地求生，寻找柳暗花明

挖空心思设计的两招用过之后，都没达到目的。主机能力已经用满，又不能升级，怎么办？止步不前，不仅对不起渴望使用计算机的广大用户，更让我们这个初步建立起来的年轻的精英团队无法忍受，留给我们的选择只能是：绝地求生，寻找新的出路！

当时的微机，即所说的 IBM-PC 已经大量引进，国产的 0520 型 PC 也已上市。我们想，单个 PC，能力再小也是个计算机，如果拿它做终端机，实行主机和终端机的分布处理，不是照样能够做大事吗？于是提出一个设想：将那些"傻终端"换成 PC，让其分担界面操作和相当一部分的业务处理任务，用一台能力再强一些的 PC 作为"主机"，只承担数据库的存取，从而构成一个集中与分布处理相结合的系统。经过讨论，这一思路获得多数人的支持，于是，以薛万国为主、加上短期工作的金颂，以及后来的杨秀合组成一个小组，按照这一思路开始设计。

钱少，买不起那么多 PC 又怎么办？我想到，在深圳那里有人，请他们为我们采购散件，自己组装。当时我们做了个估算，从市场上买一台 PC 的钱可以组装出两台。为了提高效率，派出对微机较为熟悉的薛万国和张纪国到深圳，在那里装出样机、检测合格再将散件运回。在那里，薛万国同志更多出了一个心眼，想方设法就地组装出一台 386，准备拿回后做"服务器"使用。

就这样，按照设想的架构，开始了系统的研发。

年轻人就是这样，只要他们认为是有价值、有前景的题目，干起来就会迸发出无限的潜能，就会产生出无限的创造力。

研制小组不仅精神状态非常好，技术上也相当精干，特别是薛万国，年仅 25 岁，就知识结构来说他已经是个"T 型"人才，不仅在纵向富有系统结构的基础，具有消化各种操作系统、数据库和各种语言的能力，而且在横向更具有良好的"系统工程"素养，看问题总是着眼全局，并有很强的系统分析能力和综合能力。研制过程中，他们不是简单地把目标定在做出一个模式，做出若干实用系统，而是全面分析医院的业务特点、当前及长远的需求，认真规划整个信息系统，认真选择操作系统和数据库等基础软件，全面摸索各种编程工具的特点，从而使研制出的系统不仅实用、易用，而且具有较强的生命力。

在研制过程中，这个小组曾经遇到过不少技术难关，归纳起来，主要是三大难题：一是，在没有现代通信网的情况下，利用已有的串行通信线路，必须制定自己的通信协议，以保证通信可靠；二是，在没有得到 SQL.NET 以及支持分布处理模式的语言情况下，必须自己开发一套操作数据库的"数据库服务程序"，以解决通过程序操作数据库的问题；三是，在当时没有类似 PB 这种语言的情况下，使用别的语言（例如，当时流行的 Foxbase）编程，必须研制一套为前端编程所需的开发工具。令人惊喜的是，这一个个前进中的拦路虎，都被几个斗志昂扬的年轻工程师逐个拿下了。尽管其中有些技术被后来出现的新技术、新手段所代替，但从练兵的角度说，这些技术的研究和有效应用，为后来的"军字一号"的开发提供了具有重要价值的技术积累，成为争取将"军字一号"任务落到我们这个室的资本，更为后来消化和运用 C/S 模式和它的执行机制积累了宝贵经验。

仅仅一年多一点的时间，不仅系统的架构、运行模式研发出来了，而且做出了病人主索引、门诊收费、住院登记和住院收费等功能系统，构成了较为完整的一套"集中与分布相结合的医院信息系统"。

别看每一个 PC 的能力都很小，可是按照这种模式构成的系统，仅用一台 PC 做服务器，不仅能够支持数百台"终端"同时作业，而且响应速度还相当快。

这个课题的研究，不仅逐步替代并扩展了原有的小型机上的信息管理系统，缓解了医院信息化建设的急需，在此后的成果鉴定会上，还获得了这样一个美名："这就是我国自己创建的客户/服务器（C/S）原型"，它的特别价值更在于为我们后来承接"军字一号"的研发任务积累了宝贵经验和一批可供借用的技术成果，当支持 C/S 模式的各种工具软件出现时，在他们的眼里，其工作原理以及内部工作机制便一目了然，为迅速掌握 C/S 模式的特点和工作机制奠定了极好的基础。

这个系统做好之后，不仅是 301 医院内部逐渐扩大使用，受到使用者的欢迎，还由于它造价低、易安装、易操作、易掌握，被移植到了多家医院使用，甚至成了当时的抢手货。在没做任何宣传的情况下，有多家医院前来索要，还有一家从清华校门走出来的年轻人办起的公司，居然开口出资 30 万元购买这套软件产权，国家信息中心的几位专家考察之后也采用了其中部分技术，原电子工业部的陈冲司长看过之后也予以肯定，评审年度成果奖时，还被评为部委级科技进步三等奖。只是后来，由于上马"军字一号"任务，按照当时主管领导的意图，服从全军这个大局，将这套系统作为应该舍掉的"盆盆罐罐"，丢在了一边。

多项成果惠及"军字一号"

这个"集中与分布相结合的医院信息系统"，虽然成了"短命鬼"，可是它却为我们室争取"军字一号"研制任务，大大增强了心中的底气，大大增加了发言的分量。当争取到这项全军性的任务之后，它的技术成果和实战经验更成了研发"军字一号"工程的宝贵财富。这个项目的实践，竟成了"军字一号"研发的一场极有价值的热身赛。

具体地讲，这场热身赛到底为"军字一号"的研发锤炼出哪些成果和经验？

（1）摸清了 C/S 模式的特点。这种"集中与分布相结合"的处理模式，极其类似后来广泛运用的 C/S 模式。这种模式下的主要技术问题之一是，哪些业务适合放在前端处理，哪些任务适合放在后端处理，以便使资源得到最充分利用且执行效率最高；问题之二是，前端程序如何实现以及前端和后端如何有效协同。前边的积累恰恰对这两个关键问题回答得清清楚楚。回想起来，为什么当"军字一号"任务下达给我们之后，在多数人对 C/S 模式、对"PB"语言都不甚了解的情况下，经过薛万国同志的短期培训就很快能够上阵而且干得很好？就是因为有这样一两个人对它们的原理、特点及其工作机制已经吃得很透。

（2）规范出一大批基础数据。在这个"集中与分布相结合"的系统设计和应用过程中，整理并规范出了疾病与手术名称、组织机构，以及人、财、物等一大批基础数据，这也为"军字一号"工程基础数据字典的设计和建立奠定了重要基础。

（3）弄清了 C/S 的网络要求。通过这一信息系统的研发和应用，摸清了 C/S 模式下各种应用在网上各有多少流量、需要多大带宽，这为后来"军字一号"的网络设备采购和网络配置提供了极有价值的参考。

（4）深入体验了用户的需求。 经过设计过程中的广泛调研，通过自己医院以及移植推广医院的工程实施和实际使用，让我们更多地了解到军队医院以及非军队医院对各项业务管理的要求和期望。这也为"军字一号"系统分析和设计提供了重要参考。

当初，决定走出这一步时，在技术队伍内部也曾有过较为激烈的争论。

我认为有争论是正常的，从研究角度看，争论是一件好事。争论双方为阐明自己的观点，说服对方，都努力找理论、找根据，把自己的理由说得透彻。这样的争论，正是一个技术团队应该建立的学术风气。

争论的焦点无非是继续沿着小型机的集中处理道路走下去，还是探讨分布处理新模式，以及 PC 能不能做这么大的事。几场争论都很激烈。

当时有两个人的意见对争论双方趋于统一起了关键性作用，一位是时任医院科技处处长的金元同志，他说了一句："单靠小型机解决不了 301 医院的信息管理问题"；第二位是刘海一同志，他主张："对这种集中与分布处理的模式需要做做实验，看能否探出新路"。后来，就顺着这两位同志的意见展开了这个系统的研究和实验。

（任连仲　执笔）

包子晚餐与"军字一号"

——301 医院计算机室争取"军字一号"任务的一段故事

医疗 IT 行业几乎人人皆知有一个称为"军字一号"的医院信息系统（又称"军惠医院信息系统"），这么一个重要的"军字一号"研制任务怎么落在 301 医院的？很多年轻人并不知道这里边还有一个很有韵味的故事。

抓住机会

20 世纪 90 年代初期，总后卫生部在全军推广应用了一套"单机版"医院信息系统，用当时傅征局长的话说，全军范围内做到了"五个统一"，实现了以病案首页内容为主体的全军医院运营情况的"超级汇总"。这是军队卫生信息化进程中的一个重大突破。但这一系统使用不久，同样是负责全军卫生系统信息化建设的傅征局长马上意识到，"单机版"没能解决医院内部的信息管理问题，需要有"网络版"才行。事实上，一些走在前边的医院，如第 88、第 98 等医院，已经开始研制各自网络版的医院信息管理系统。傅征局长提出，如此发展下去，势必出现各行其是、重复开发的现象，不仅会造成人力和财力的浪费，而且还会给将来全军医院管理带来巨大麻烦。面对眼前已经出现的两个问题，傅征局长便产生一个强烈意向：要像组织"单机版"系统研发那样，立即着手组织全军统一使用的"网络版"信息系统的研发，全面解决军队医院内部的信息管理，并设法使全军的医院信息化建设健康有序地发展。

傅征局长清楚，"网络版"的研制远比"单机版"复杂，它需要网络，需要更高级的数据库，设计时需要考虑的业务内容更为广泛，涉及的技术必然更多。完成好这样一项任务，必须选择一个基础更好、实力更强的研发队伍。

作为 301 医院计算机室的带头人，我一直跟踪着傅征局长的发展思路以及他的行动踪迹。这时我了解到，他已经开始物色所需要的研发团队和研制基地。起初，他比较看重长三角地区的经济实力和技术实力，并分别到上海、南京等几所大型医院和医学院校调研摸底。接着我又了解到，经过这一番考察之后，他总觉得这些单位，要么是技术储备和技术实力达不到他所预想的要求，要么是主管领导的信息化意识比较薄弱，对全面实现医院信息化的支持劲头不够。

我心中揣摩着，机会来了，必须想方设法抓住这个机会，把这项任务争取到我们手中。

说到机会，我曾经有过一次教训。在此之前，我们这个室曾经丢掉过一次"八五"攻关课题的机会。那是在我刚来 301 医院不久的时候，在一次学术交流会议上，巧遇当时的国家计算机局的严绍铭处长和王芹生总工程师，两位领导当场商定，指定由我们 301 医院研制一套"医院管理示范系统"，并暂拨 1 万元作为启动费，等到来年"八五"攻关课题经费下来之后再给我们正式立项拨款。后来，原电子工业部重建时，这个课题确实已经立项，并将课题经费的指标下达到了国家计委，只是由于拨款渠道"不通"，再加之主动汇报的意识不够，这个"八五"攻关课题被卫生部的一个部门截获，我们便失去了这样一个宝贵机会。

"网络版"代表着发展方向，在"网络版"上几乎可以无限制地施展团队才华，可以充分运用我们已有的经验和各种积累。如能争取到这项任务，对我们这个团队来说将是一个绝好机会。我们决定吸取以前的教训，设法把这项任务争取到手。

怎么争取呢？以口头汇报形式去争取？这太直白了，而且只是你一个基层主管的汇报，人家也不一定就相信你；请医院领导出面去争取？动作显得太大，而且要医院或机关领导出面，还必须先向他们说明事情的背景以及我们自身的准备等情况，即首先得先说服他们才行。这种做法弯子太大，而且万一哪个环节出问题，反而会使事情"砸锅"，下一步就更不好操作了。

从之前傅征局长寻找研发基地和研发团队路线来看，我感觉到，他还不了解我们这个小团队，不了解我们已有的积累和想"干大事"的迫切心情。要想争取这个机会，需要从让他了解我们这个团队入手。

怎么让他认识我们？我们设计了这样一个办法：利用下班后的时间组织一个主题为"医院信息化下一步如何发展"的研讨会，邀请傅征局长前来参加，以此展示我们的能力积累和想干大项目的愿望。

晚餐会是这样安排的：从食堂要两盆包子和一盆鸡蛋汤，主题发言人事前已经指定，发言要点也大致做了部署。接下来就是邀请傅征局长了。

一直在基层科室做具体工作、没有一点机关工作经历的我，心里只想到顺利的一面，而没想到可能遇到的问题。果不其然，用电话向傅征局长发出邀请时，出了问题。局长说："我参加你们一个基层科室的讨论会，还得向医院机关报告，现在就去，这不合适吧！"这个回答一下子让我愣住了。怎么办？灵机一动，改口说："这是一个'沙龙'，是自由讨论，不算正式研讨会。"这一招果然奏效，傅征局长欣然同意："沙龙活动，我可以参加！"

晚上六点左右，傅征局长穿着便装只身来到我们计算机室。

做好准备

一位国际名人曾经说过这样一句话："机会从不光顾没有准备的人"。按照这句名言，我曾问过自己：争取这个机会，咱们自己做好准备了吗？

301 医院计算机室自正式组建以来，已有几年的时间。在医院领导的重视和团队的共同努力之下，已经成功完成过 HP 小型机上的信息系统的研发和运用。这个项目曾获得军队科技进步一等奖。接着，为充分运用 PC 的功能，又开发出一套"集中与分布相结合的医院信息系统"，同样得到了良好的推广应用，且获得了原电子工业部科技进步三等奖。经过这两轮的研发和使用历练，这个团队已经积累了比较丰富的研发大型医院信息系统的实战经验，积累了相当一批可供实用的技术，并积累了一批可贵的基础数据。这些成果包括：各种网络联结和通信技术、前端和后端资源充分利用技术（正好是 C/S 模式运用的基础）、远超手工结算速度的计价收费、药品和医用物资管理、护士工作站的业务管理、医嘱处理和医嘱续打等技术，以及相关的业务流程整合等技术。积累的基础数据包括：经过整理规范的医疗、财务、医用物资以及医院管理方面的可用于各种基础数据字典的数据，还有疾病诊断和手术名称及其编码数据。在团队建设方面，计算机室的人员经过优化组合，已经初步形成了一支年轻而且斗志昂扬、小而精的团队。这个团队，正期盼着有更大、更光荣的任务落在自己头上。

这个时候，如能争取总后卫生部把那套可供全军使用的网络版的医院信息系统研制任务交给我们，那将会使我们这个团队如鱼得水。

可以说，为召开这个研讨会，为了让总后卫生部主管领导认识我们，我们是有准备的，也可以说，这是一个有"预谋"的晚餐会。

会上，室内同志基本上按照事前准备好的内容相继发言。

刘海一同志首先发言，他重点阐述了一个大型医院信息系统应该具有的功能。这个系统不应该只是计价收费，还应该包括"病人主索引"系统以及由它关联的预约挂号、住院管理、病案管理、病案编目等整个门急诊信息管理系统；病区以及各类医技信息管理系统；药品、医疗用品和医疗设备管理系统；还应该有辅助各级领导的决策支持系统，以及逐步建立起完整的电子病历系统。

薛万国接着发言。他着重阐述了各个分系统、子系统之间应该建立怎样的关系，阐述了如何设计成一个能够广泛使用的、具有较强生命力的系统，阐述了我们已经有一批可供借鉴的技术积累和经过整理规范的基础数据，说明可在已有基础上发展，而且特地表露了若有机会就想搞一套"精品系统"的意愿。

杨秀合同志到这个室工作相对较晚，但他具有较强的系统分析能力。他的主要观点是：对待每一个分系统或子系统，都不只是搞清楚这个系统的本身，还要充分考虑到这个系统与相关事务、相关系统之间的关系，要对各项业务都做全面的分析与综合，梳理出更为合理的业务模型和业务流程。

王桂雁同志较长时间以来一直从事图像识别和图像分析方面的工作，她除了说明医院新系统中有大量的医学影像信息需要采集、处理和运用之外，还讲述了各种开发工具如何运用方面的体会。

......

大家一边说着一边吃着包子，喝着鸡蛋汤，傅征局长也同大家一样。

全室共十几个人，会场气氛相当活跃，有插话、有提问、有互动，发言持续了一个多小时。

最后，傅征局长发言。局长发言的要点是：

◇ 单机版系统的运用解决了以病历首页为主要内容的医院运行情况和病员实际消耗数据的上报和超级汇总问题，但它没有全面解决医院内部的信息管理问题。现在，网络技术已经日趋成熟，需要发展"网络版"。

◇ "网络版"是购买还是自己研发？如果购买，装备全军所有医院，光软件采购将花费几亿元，这还不是最主要的问题，更为重要的是，即便部里咬一下牙，下狠心把这笔费用拿出来，以后的维护、升级又将是个很麻烦的事。如果能像"单机版"那样，自己组织研发，技术和编码都掌握在自己手中，后续的维护升级也都能掌控，那将是最好的途径。

◇ "网络版"的研发，需要统筹兼顾，整体规划，要使各级医院都能使用，这不是一件容易的事。前面几位同志讲的一些见地和想法很好。眼下，安排"网络版"研发，资金不是主要问题，最需要的是要有能够承担这项任务的队伍，希望你们对下一步的发展做更深入的研究。

听得出来，傅征局长对我们这些年轻人的发展理念、发展建议产生了一定的兴趣。会后，傅征局长还对我说了这样的话："你们室里这伙年轻人还真有些可贵的想法，以前我并不了解。"

看样子，可能有点戏。

继续推进

经过这样一次活动，我心中似乎有了一点信心和希望。但事情常常是这样的，看似马上到手的东西，如不紧跟一步，有可能再次丢失。

怎么再推进一步？这时我想到，应该请医院领导给加一把劲，争取把总后卫生部想搞的这个项目交给我们。

"沙龙"之前，我们还有一个准备，安排一个人对傅征局长的发言尽可能地做好记录。这时，我们将局长在"沙龙"会上的发言，经过整理，送给局长审核。

局长很认真，对送去的记录稿做了补充和修正。

接着，我们把经他审核校对过的文稿打印出来，送给了当时主管院信息化建设的廖文海院长，并向廖院长表述了我们的意愿。

事情也巧，刚过几天，傅征局长来到医院，正好在电梯里与廖院长相遇。廖院长说："傅征啊，你在我们计算机室的讲话很好啊！……"这段对话实际上表明，廖院长既肯定了傅征局长的想法和发展策略，也表示出医院领导对计算机室想争取这项任务的支持。

过了一段时间，好消息终于来了，总后卫生部经过多方运筹协商，决定选择中国惠普公司作为合作伙伴，把研发"网络版"医院信息系统的任务交给 301 医院，具体研发任务落在该院的计算机室。

后来，这个项目经过国家卫生部和原电子工业部批复，将这项工程定名为"军字一号"（详见本书附录 B "军字一号"名称的由来）。

（任连仲 执笔）

包子晚餐会的追记

通过这次晚餐会，傅征局长对我们这支小团队算是有了个初步认识，让我们感觉到，距离他想干的那个项目似乎靠近了一步。

对他最后讲话中的两点我们特别关注：其一是，他说，"供全军医院使用的信息系统，若能自主研发，经费将不是主要问题"。意思是，就看我们能不能完成这项任务；其二是，"你们谈的想法很好，希望你们继续做更深入的研究"。我们意识到：要想争取到这个项目，必须对这两个问题尽快给出响应：即尽快回答出：他想要的这套系统到底是什么模样？怎么实现？有何难点？能不能完成？多久完成？这套系统能给医院和领导机关带来怎样的效益？研发这样一套系统到底需要多少经费？于是我们决定：把原来就想做的事——制订一个医院信息系统发展规划以及这个信息系统的整体设计，组织人力，加快步伐，提早拿出。这是争取这个课题项目的需要，也是我们自身发展的需要。

20 年后，我重新翻阅这两份材料时，很兴奋，随之而来的是几分欣慰。李伟先生一直让我回答的问题："军字一号"这个精品是怎样做成的？人家用一两百个人做出，你们怎么才十几个人也能做出？我一直不敢说能把这个问号拉直，但阅读了这两份历史资料之后，觉得又增加了几分底气。现在，很想结合这两份材料中的几个要点谈谈我个人的感受：

◇ 在接到"军字一号"医院信息系统研发任务之前，这个团队对这个系统应该是什么模样、怎么实现、有哪些难点以及怎么应对、系统应该产生什么效益等核心问题，在调研分析基础上经过深思熟虑已经是胸中有数，所以才有后来的上阵之后就表现得信心十足、勇往直前、步伐清晰、节奏有力，整个研发和试用过程中没有发生大的波动和反复。

◇ 在整体目标中，一开始就提出了医院信息系统的"整体性"要求，一开始就提出了"系统集成"的重要性，致使"军字一号"医院信息系统的绝大多数用户，在这么长时间的建设和发展中没有为系统集成而走回头路。

◇ 在医生工作站的功能要求中明确提出："医生在机器上开列的医嘱，除在本地自动生成本病房所需的各种处理之外，将及时送往主机。各医技科室，根据医嘱要求将各项检查检验结果——文字、图形、图像及时送往主机，供医生查阅；负责医疗保障和治疗的部门，根据医嘱要求，将药品、膳食等送往所需地点；在医生办公室的微机上直接书写病历，可查询所辖病人当前和过去的各项检查检验结果、治疗过程和治疗结果……这样一个系统与已有的以病历首页为核心的病人信息一起，基本上构成一套活的电子病历。医生们对这一病历系统可随时进行查阅检索"。看了这一段功能描述，你就不难理解，为什么"军字一号"系统的设计者，很快就构建起至今都认为是较为合理的"病人信息模型"，为什么"军字一号"这套系统能够顺利经历"卫生经济核算"和"电子病历系统建设"两个发展阶段。

◇ 在"总体设计"的前言里，对软件质量提出了既有思想性，又有现实指导性的要求：如"让'用户界面友好'这一口号贯穿整个设计过程之中"，"尽量把使用和管理中的种种'约定'和'要求'消化于系统设计和软件设计之中"，"宁可把系统设计和详细设计写得'厚'些，也要把使用说明书写得'薄'些"；对于应用软件的功能和质量更从宏观方面提出要求："尽可能消灭数据流的断点"；"从始至终都要考虑应用软件的可移植性、可分割性，使其在不同医院实施时修改量最小"；"软件维护工作量将与系统调查和系统分析的详细程度、系统综合的质量及软件质量成反比"。由此可以理解，"军字一号"医院信息系统之所以受到那么多用户欢迎，其基础架构和应用软件能够经受一个时代的考验，是由于整体设计时对应用软件的质量有明确的要求。

✧ 在卫生经济管理中提出："彻底改造目前的收费及核算系统的分立局面，将收入与核算联为一体；实现自动划价、记账、超支警告、欠费记录；实现一日一结"。由此不难理解为何"军字一号"医院信息系统中的"卫生经济业务模型"至今还被各家医院广泛应用。

✧ 在物资供给的管理中提出："按最小单位供给，按最终使用量记账"，那个时候就已经考虑了"精细化"管理的要求。

✧ 在查询统计的功能要求中还提出了这样一个形象又有韵味的口号："信息就在你的手指上"。

我欣慰地感觉到，这份"规划"和"总体设计"的思想内涵、内容结构、系统工程理念，至今仍对医疗 IT 工作者们有参考价值。

（任连仲　整理）

打铁还需自身硬

——忆 "军字一号" 任务由谁主导之争

时值 1996 年年初，总后卫生部、301 医院和中国惠普公司合作研发 "军字一号" 医院信息系统的三方合作协议签订后，项目的需求分析和整体设计已经陆续展开，就在这时，在 301 医院内部却掀起了一场 "这项工程应该由谁主导" 的争论。这场争论已经早早过去，且鲜为人知，但这个争论过程中某些情节、某些哲理对 IT 人来说很值得回味。

争论的发生

本来，总后卫生部机关领导经过全面考察，已经选定 301 医院计算机室作为项目研发的主要承担者，可是在 301 医院内部却有几位 "代表" 人物对总后卫生部的这个决定极不服气，认为计算机室不行，这项任务应该由他们承担和主导。于是，这几位写出了一份数千言的 "上诉书"，送达总后卫生部。

这几位代表，有搞医学情报的，有从事医学统计学教学的，还有医疗收费的管理者。他们的主要观点是：计算机室 "不懂医疗业务、不懂医学信息、不知道医疗数据量有多么庞大"，结论是，计算机室不可能开发出好的医院信息系统，这个项目应该由他们几位主导。

在一次计算机室组织的需求分析讨论会上，我们特地邀请了其中的一位前来参与讨论。讨论刚刚展开，这位同志就厉声厉气地历数计算机室开发不了这个系统的种种原因。

计算机室的同志们都有较好的军人素质，只听上级领导的，在上级领导没有改变决策之前，不管别人说些什么，一切照常进行。会上，计算机室的同志没做正面交锋。

争论的结果

可是，这场"主导权"争论之火已经点燃，必须得"烧出"一个结果。医院的主管领导认为，到底谁来主导合适，需要通过有组织的、公开坦诚的、平心静气的辩论，将正反两方意见纳入统一的轨道上来。后来的某一天，医院医务部分管信息化建设的蔡金华副主任召集双方代表讨论此事。

双方代表准时来到会议室，反对计算机室承担这项任务的人坐在一边，似乎是"反方"团队，计算机室的几位骨干坐在对面，似乎是"正方"团队，蔡金华主任主持会议，坐在端首。顿时感觉，会场气氛严肃而紧张。

会议开始之前，任何一方都没有料到，主持者刚刚宣布会议议题，"反方"的一员便杀出了"回马枪"，讲道："我认为计算机室的同志们能够做好这个系统！理由是什么呢？两天前，计算机室的一位同志到我们科（指收费管理科）讨论需求，我们发现，他们对医院的收费业务、对卫生经济管理和各项财务制度的理解程度比我们科的工作人员还要深入和全面。仅从这一点就可以断定，凭他们对医院相关业务肯于深入学习、对业务需求肯于深入调研，并能和管理者及使用者共同开展深入讨论的认真态度，凭他们做事的严谨作风，一定能够开发出优秀的信息系统。"

此言一出，我发现，"反方"的另外两位同志一会儿在会场上就不见了。争辩尚未展开，会议就已基本结束，这场项目"应该由谁主导"的争论也就随之平息了。

结果源自自身硬

说到这里，人们一定关心出现这种结果的缘由，很想知道"反方"同志为什么出人意料地杀出了"回马枪"，也一定会关心这场争论对"军字一号"医院信息系统的研发到底产生了什么影响。

其实，那位同志杀出回马枪是其内心变化的真实反映。

计算机室承担计价收费和卫生经济管理分系统的杨秀合同志，毕业之后不足两年就独自考取了国家级系统分析员资质，他具有很强的信息系统理念，具有很强的系统分析能力。当他拿到这个分课题任务之后，先是认真学习财会管理的有关知识，掌握了财会业务的核心和要点，然后又在计价收费的各个环节做了详细调研，在此基础上写出了一份《系统需求分析说明》，并带着这份材料到收费管理科与他们深入沟通，征求意见。前后用了几天的时间与相关业务人员座谈，反复研究讨论，最终确定一套共同认可的系统分析报告。

杨秀合同志与收费管理科共同讨论的整个过程，使得那位原本是"倒戈"干将的同志实际感受到了计算机室工作人员如此认真进行需求调研和系统分析的态度，亲眼见到了他们严谨的做事风格，看到了系统设计人员与使用者深入交流并最终达成默契的完全符合工程规范的做法，最终使得这位同志彻底扭转了她原来的判断。

留给我们的警示

"杀回马枪"场面的出现，看似奇怪和突然，实际上有其自然性，也有其必然性。

杨秀合同志对其承担的课题，先是进行业务系统的调研，然后按照系统工程方法进行系统分析和设计，这本来是正常的软件工程方法，只是他做得认真，做得细致严谨，尊重用户并高于用户，赢得了用户的认可和尊重。正是这样一种认真严谨、按照软件规则办事的态度和作风，赢得了用户的信任，也彻底折服了原本不相信你的反对派。

反过来说，"你们不懂医疗业务、不懂医学信息学、不知道医疗数据多么庞大，不相信你们能够开发出好的信息系统"是用反语表达的开发好医院信息系统的定理。计算机室的研发团队把这些话当成了逆耳忠言，当做长鸣的警钟，在以后的研发工作中更为认真地深入现场、深入用户，更为严格地遵从软件工程方法和信息系统研发规律。这一事件之后，计算机室还特地对已经制定出来的各种制度和规范进行更进一步完善。

这一事件的发生使得计算机室制定出这样一个规矩——每来一个新人，在分配任务之后都要求其必须先去业务现场调研体验，然后才能开始撰写设计文档，同时更为明确和坚定地贯彻执行这样一种研发模式：要求对每一个需求分析、每一项概要设计都进行集体审议，达不到要求的，还要反复，直至得到广泛认可为止；当设计工作做到一定程度时还要征求用户意见，甚至请用户前来做体验性测试。在"军字一号"医院信息系统设计过程中这个模式贯穿始终，以"护士工作站"的设计为例，当初步版本出来之后，专门请两位经验丰富的护士前来"吹毛求疵"，帮助我们不断完善，直至交付使用。在设计"综合查询系统"时，拿出初步方案后，还专门在总后卫生部协调之下，请卫生统计信息专业委员会专家前来介绍医务统计的常规统计指标和相应算法。

计算机室应对这次反对意见的态度和最后结果，让我们想起了毛泽东早年说过的"矛盾可以转换"，以及古代老子提出的"反者道之动"和"有无相生"两个命题的深刻道理。

（任连仲　执笔）

时刻准备着

——兼评"蓄势准备，赢得机遇"

"建设精英团队""绝地求生""包子晚餐与'军字一号'""打铁还需自身硬"，读着 301 医院计算机室任连仲老主任发过来的一篇篇带着感情、富有哲理的文稿，感慨万千。任何人的成功，任何好产品的诞生，都不是偶然的。如果不是以任连仲、刘海一和薛万国等为代表的 301 计算机室长期的精心准备和把握机会的能力，"军字一号"这项工程未必会在 301 医院计算机室落地，即使接受了这个任务，也未必能开发出有如此影响力的产品和工程。这不禁让我想起曾经在《计算机世界》开辟专栏时写过的一篇文章，题目是"时刻准备着"，意思就是机遇总是留给有准备的人。

信息化正深刻改变着生产、消费以及生活等方方面面，医疗信息化也深刻改变着医院的临床诊疗、管理决策以及患者服务等各种业务，信息化种种好处毋庸置疑。但信息系统建设毕竟涉及业务、流程和模式的改变，甚至会涉及利益的调整，真正推进起来难度还是非常大的，因此把握机遇就显得非常重要。

那么，在信息化建设过程中如何把握机遇呢？

一是当管理和运营急需信息化支持时。一个单位或一个部门在运转顺畅时可能并未体会到信息化的重要性和紧迫性，可是当管理和运营遇到困难时，如果我们能够适时提出解决方案和应用系统，不但能够很快被采纳，而且实施的效率和效果也会好得多。"军字一号"工程完全是因为当时军队卫生经费管理面临转型的实际需要所召唤、所驱动。

据傅部长介绍（以下内容根据 HIT 专家网朱小兵主编采访傅征部长内容整理），为确保军队医院服务军队的职能，军人及部分家属看病实行全额报销，军队医院经费来源实行全额拨款。但是，作为上级主管部门，依据什么向各家医院发放经费？完全依靠各个医院、各级主管部门自行上报的数据？这些数据不仅时效性严重滞后，而且真实性很难考证。同时，通过服务地方获得的收入、买了设备如何折旧，也没有统一的成本核算办法。这样就导致军队卫生经济的开支预算很难准确核定。

原来的数据统计，不仅慢，通常要几个月，更关键的是数据的准确性难以保证。总部派下去抽查，结果很费人力，一看病案就对不上，80%以上的医院都有不同的虚报现象。而要拿到真实的数据，就需要让数据从医疗业务过程中产生。因此建设网络版的医院信息系统就成为采集医院真实数据、进而转变军队卫生经济管理的一剂良药。

二是当重大任务急需信息化支撑时。 随着信息化的重要性被各级领导逐步认识，在一些重大任务和活动中信息化往往是重要支撑，也是展示医院形象和接待参观的重要内容，这时领导们通常都会高度重视信息化并亲自抓落实，如果能够抓住这些机会并提出很好的解决方案，往往会获得事半功倍的效果。例如，福州总医院 2002 年承办"全军医院管理研讨会"，医院适时实施了条形码检验系统、门诊医生工作站和后台摆药等系统；我们知道 2005 年年底医院新门诊大楼将投入使用，为了让新大楼有新流程，提前于 2003 年开发完成了"门诊一卡通和预交金缴费模式"，当新门诊楼开通时将它一起移植上去，使得新门诊大楼如虎添翼；301 医院计算机室也是在军队卫生工作面临转型这个重大任务时，适时把握"军字一号"工程研发这一机遇的。

有把握机遇的意识，还要有把握机遇的能力。能够做好"时刻准备着"需具备几个条件：

一是要有敏锐的洞察力。 要想谋求发展，必须要有极强的发现事物发展方向的能力，也就是要有敏锐的洞察力。洞察力是分析、判断和预见问题的能力，即能够透过现象看本质，是一种综合能力。从事信息化的专业人士，必须要有国际化的视野和前瞻性的眼光，能够把握技术和行业发展的动态和发展趋势。任主任和 301 医院计算机室之所以能够把握"军字一号"工程这个机遇，与他们具有敏锐的洞察力是分不开的。任主任带领团队在 20 世纪 90 年代初就创建了客户/服务器（C/S）原型，为后来承接"军字一号"的研发任务积累了宝贵经验和一批可供借用的技术成果，当支持 C/S 模式的各种工具软件出现时，在他们的眼里，其工作原理以及内部工作机制便一目了然，为迅速掌握 C/S 模式的特点和工作机制奠定了极好的基础，具备了独立研发新应用的视野和技能。

他们不仅在技术上做了精心准备，在业务需求上也做了大量的前期工作。在几年的信息化建设和运行管理中，他们注意体会医护人员和医院管理人员的内在需求，积累了信息系统扩展设计的要领和系统集成的方法，所以在管理者需要的节骨眼上能顶得上去，获得领导的满意和认可。

二是要有强烈的进取心。进取心是指不满足于现状，坚持不懈地追求新目标的蓬勃向上的心理状态。301 医院计算机室能够把握"军字一号"工程这个机遇，除了技术和业务方面做了充分准备外，更关键的是他们有强烈的进取心。无论是"绝地求生""包子晚餐与'军字一号'"，还是"打铁还需自身硬"，都说明他们具有强烈的进取精神，利用一切时机展示他们的才能，不放过一点一滴的机会。这种强烈的进取心感染了医院领导、总部领导，也感染了曾想跟他们竞争的医院同事，抓住机遇就是顺理成章的事情。

三是要有高度的执行力。抓住机会很重要，把握机会更重要。让机会能够很好落地需要有高度的执行力。作为一个以技术为主体的部门，技术团队建设是执行力最重要的保证。任主任从当科室主任的第一天开始，就把技术团队建设作为最主要的任务，通过独立承担任务、熟悉医院业务、采用"包干"方式、用"样板"带一般以及硬材料用在刀刃上等多种方式锤炼人才，特别是通过申报全军级乃至国家级的科研课题培养了像刘海一、薛万国、杨秀合等一批至今还在引领中国医疗信息化的领军人才。正是有了这批人才，才能有很强的执行力，才能开发出像"军字一号"工程这样引领中国医疗信息化 20 年的人称"精品"的系统。

（南京军区福州总医院 陈金雄）

集中优势力量
——形成拳头，团队作战

　　联想集团的"项链理论"：对企业而言，一个个人才就像一颗颗晶莹圆润的珍珠，企业不但要把最大、最好的珍珠买回来，而且要有自己的"一条线"能够把这一颗颗零散的珍珠串起来，共同串成一条精美的项链。

——摘自张慧波著《团队精神》

北京西山里的十天

回想"军字一号"医院信息系统的研发，以一个核心小团队为主，利用一年半的时间便交出了一套优秀的应用系统，对于这样一种高速度、高质量，我怎么也描述不出这个团队是以怎样的一种精神和热情完成的，我只觉得，那一阵子，每个骨干成员的气势都像压不住的喷泉一样持续地喷发着，整个团队就像一盆火，持续燃烧了一年多的时间，直至第一期应用系统交付使用。

事情也不能说得那么绝对，这盆火的火势也曾有过起伏，也曾出现过"马鞍"状态，这里只讲述第一次情绪下滑，尔后又迅速高涨的一段故事。

封闭起来凝聚共识

1996 年年初，"军字一号"工程的各种组织机构已经建立，项目的目标和进度要求已经明确，照理说，这个时候期盼已久的、好不容易获得如此光荣使命的 301 医院计算机室，应该是热火朝天地大干起来了，可是，实际情况却并不如想象的那样。我走近一个个工位仔细观察，发现大都没搞设计，没写文档，机器上"玩的"多半是编程工具和编程技巧。看得出来，团队中一些人似乎怀有某种情绪，精气神尚未完全聚焦到所期望的点上。

这到底是什么原因？经过与一个个年轻同志交谈，得知他们对拿出的总体方案及实现策略存有不同意见，想表达但没有合适的场合和机会，如果按照给出的总体模样干，心里又不甚畅快，这便是根源所在。

此前，项目技术组组长刘海一同志经过一番苦思确实拿出了一个总体方案，而且对时间进度、实现策略、技术路线、主力分工等都做出了安排，并下发给每一位成员。一位年仅 30 岁出头的技术组组长，能够拿出这样一个总体方案已经是很不容易的了。

凭我的经验，任何项目的起始和执行过程中，只要是团队作战，对方案、对执行方法都会产生不同意见。上述情况的出现，纯属正常。出现这种情况时，最需要我们做的是，让同志们把各自的意见充分地表达出来并做出正确引导，以挖掘出争论中蕴藏着的能量。

在项目的组织机构中，由于年龄的原因，我不再担任技术组组长，只是协调组中一个普通成员，但我仍然是这个室的主任。凭着一种责任感，我必须想出办法，尽快扭转当前局面。

这时我想，我党我军在战争时期还强调"军事民主"，这些优良传统在技术攻关的时候也同样需要发扬。人的积极性能够发挥到什么程度取决于两点：一是对个人对所承担任务的理解，对任务的意义和价值的认知程度；二是参与完成任务的整个团队，对任务的目标、实现的路线、策略和方法在认识上是否达成一致。只有这两方面的认识都能实现完全的统一，每个人才会心甘情愿为此奉献出全部的心血和才智，从而整个团队便会爆发出无穷的力量。

"民主"从哪里开始？先从总体方案论证开始。对这一系统设计中的核心问题充分论证之后，再讨论几个相关的问题。

这个时候，作为组织者，必须对团队表示出足够的信任，要安排时间，组织讨论，让每个人都充分发表自己的意见和建议。我们这个团队本来就具有这样两个优点：一是，只要给机会让大家发表意见，同志们就能够做到知无不言、言无不尽；二是，我们的骨干心中都装有大局，能够对各种意见做出恰当的分析与综合，能够在目标和策略上取得一致。

在哪里讨论？在室内？当时院内已经有惠普小型机和由微机构成的"集中分布式信息系统"两套系统在运行，加之日常事务繁多，时间和精力很难得到集中。最好的办法是暂时放下一切杂务，"集中封闭"一段时间。在技术组内我虽然没有任职，但仍然是计算机室主任，我可以做出这样的决定。

距离春节还有半个月的时间，我请北京军区卫生部信息中心樊晓玲主任在西山寻找一个地方。樊主任经过调查，选定了一个山沟里的训练大队，那里有一个能够容纳十来个人的小教室和几间简陋的休息室。于是我果断决定，室里只留下一个机房值班人员、一个接听电话并处理日常事务的人，其余人员全部集中到那个地方。

集中讨论四件大事

来到这个地方不干别的，集中完成四件大事：一是充分讨论系统的整体方案，明确目标，界定功能和系统架构；二是确定实现的技术路线和工程的组织方法；三是确定软件开发中必须遵循的规范规则；四是研究全室力量的组织和主要人员的分工。

讨论会全程由项目技术组组长刘海一主持，讨论进行了整整 10 天。

这 10 天中，身为总后卫生部信息中心主任、"军字一号"工程协调组主要成员的宁义一直和大家在一起，他不仅倾听意见、参与讨论，还与同志们进行认识乃至情感上的深度沟通和交流，这种交流常常进行到深夜。

这期间，身为"军字一号"主要领导者和组织者的傅征局长携机关人员也来到集中地，他除了给团队以慰问和鼓励之外，还专门针对总体规划和总体设计做出重要指示。他讲了很多，概括起来，要点是：

◇ 赞同大家集中起来认真讨论总体方案。他说，研制好这个系统"必须群策群力，就是说，光有群力还不行，还得要群策"。

◇ 他再次强调了"需求驱动，技术实现"的原则，光是技术人员还不够，还需要请懂得医院管理的同志一起参与设计，必要时成立一个医院管理组。

◇ 对于系统的功能定位和边界划分也做了相应的指示。

傅征局长的讲话，对这个集中起来的团队，既是一个巨大的鼓励，又是一次别人替代不了的重要讲课。

回过头来，再说研发团队的具体讨论活动。

讨论中，整体方案中干什么、不干什么、业务系统归类划分占用时间最多；

针对模块之间如何互联，也就是目前还在广为议论的集成方法，提出了多种意见，因为当时 HL7 宣传得很厉害，对这一技术怎么看、怎么用，意见不一，因此，讨论比较热烈；力量的组织也有不同意见，因为接到"军字一号"任务之前，室内还有一些小的研究项目，且个人的专业方向和兴趣存在差别，是实施大集中，还是大集中下留有小分散，需要全盘掂量；已有的积累如何继承，什么地方适合采用什么标准，没有标准的地方又需建立怎样的标准，等等，也都进行了充分讨论。

主要认识达成共识

我们这个室有这样的传统，无论意见多么分散，讨论之后意见都能得到集中，达成共识。

经过 10 天的热烈讨论，如傅征局长要求的、经过"群策"之后，整个团队对项目研制中的重大事项，在认识上取得完全一致，在此后的整个研发过程中也真正做到了"群力"作战。10 天时间里，就最初设定的系统研发中的若干根本性问题达成了如下共识。

第一，优化和完善了整体方案。对刘海一提出的整体方案初稿展开讨论，讨论结果是，将"军字一号"医院信息系统功能结构归纳为 12 个分系统、42 个子系统，按照急需程度，拟分两期实现。以病人为中心的医疗业务管理核心部分和以医院运营管理为主的部分放在第一期，而且要求第一期的设计为第二期任务的开展做好准备。分/子系统划分的原则是：将具有独立业务特征但又属于同一范畴、且各业务模块之间联系特别紧密的业务管理归为一个分系统，每个分系统下再列出若干子系统。对现行的不合理的业务划分和业务流程要再做综合和归纳，给出更为合理的业务划分和流程设计。要全面规划信息模型，特别是卫生经济管理、医用物资管理、以病人为中心的信息模型尤为重要。模型的设计要为后续的发展（比如电子病历系统的建立）做好准备。除了规划各项业务功能模块之外，还要为系统的工程实施、有序建设和运维管理规划出所需的功能模块。

第二，各分/子系统之间的接口方式达成一致。经过对一切可用的接口方式进行全面分析比较之后，做出决定：在核心系统内部、彼此联系特别密切的分/子系统之间采用紧密连接的方式联结，以实现方便、快捷、高效，只对那些异种结构的、主要是专门化的应用系统考虑采用 HL7 或其他合适的接口技术联结。

第三，明确了符合自身实际的实现策略和路线。决定抓紧制定各种设计规范，如技术文档规范、软件开发规范、输入/输出规范、各项标准规范、软件测试规范等。设计工作的组织采用"团队协同作战"方式，方案设计、概要设计、标准选用等重要环节都需经过集体审核论证，各分/子系统设计密切协同。对设计过程和方法也做出规范，诸如先调研后设计、将与业务部门深入沟通作为设计常规，且都要在近乎真实环境下研发和测试。

第四，决定将以往安排的一切其他课题全部停掉，将一切可以集中的力量全部集中到"军字一号"工程项目中来，并努力将可以争取的、对完成任务有利的各方力量尽可能地争取过来，以使这一关系全局的任务高质量、不违反时间要求地完成。

百分之二时间的价值

10 天时间，占据全部研制时间不足百分之二，所用经费还不到可支配经费的千分之二，可是它对整体方案设计的优化、系统的质量保证、研发工作的有序展开却起到了决定性的作用。由于整个团队意志达到统一、认识达成一致，对人的积极性的发挥、人的潜能的发挥更是产生了不可估量的作用。就是由于这样一次充分的交流和沟通，才促成了接下来的积极性的高度爆发，而且通过这次集中讨论，使这个团队养成了这样一种风格：研发任何一个新的系统，对研发中的重要问题都坚持集体讨论、团队作战、密切协同。

至于个人积极性、团队的战斗力爆发到怎样的程度，这里应该书写一笔。

这次集中封闭归来，整个团队每周干满 6 天，每天都是干到 10 点以后。每到晚上 10 点，我必须大声叫喊："收摊儿！收摊儿！"同志们才陆续回家。被"赶回去"之后，还常有少数同志利用家中的军用电话面对室里特配的 PC 继续交流，这种交流有时会持续到深夜两三点钟。这样整体的加班加点，不是一阵子，而是一直持续了一年有余，直至系统开始上线试用。整个研制过程中，战友们表现出的那种激情、那种血性、那种责任心，让人终生难忘。

研发过程中遇到过多少难题，我这个室主任无法掌握，甚至连数量级都拿不准，可是我知道，这些难题都是在这样的过程中解决的：创建中提出问题—互动交流—实验实践—验证总结。这样的研发模式，在"军字一号"研发过程中成为一种常态。

"军字一号"工程这一次的集中讨论，以及经过这次讨论而引发的人员积极性的高度爆发，使我联想起《系统工程》中提到的一个规律："在各种资源得到充分利用、人的积极性得到充分发挥的情况下可能产生一种'涌现性'的作用，人的作用可以达成 $1+1>2$"。研制期间，恰有一个机会参观了一个当时还处于境外的同类系统的研发。他们的系统规模与我们的相比，大体相当，但我们的总人数却不足他们的 1/10，可我们硬是在一年多一点的时间里，同样把这样一套系统研制出来了。我认为，我们这个团队验证了《系统工程》中的这一个规律。

（任连仲　执笔）

丢掉盆盆罐罐

"军字一号"任务承接下来不久，相关的论证、研究和设计工作已经陆续展开。就在这时，一个全局的大目标和我们这个室的小团体利益之间的冲突摆到了我的面前。

利益冲突是这样发生的：

就在"军字一号"研制任务刚刚展开之际，一个上午，北京儿童医院医改办主任来到我们医院，在未和任何人打招呼的情况下她就直接去了门诊收费处，站在收款员的背后，手里拿着手表，记录着我们的收款员平均多长时间接待一个患者。当她发现计算机收费真的比手工办理还快，而且交给患者的收据又是那么完整清晰时，便来到我的办公室，大声说："任主任，把你们的收费系统给我们安装一套。"

当时，我有些犹豫地说："主任，我们现在又接到一项新的任务，恐怕抽不出人手给你做安装和培训啊。"

她蹭地站了起来，大声说："我有钱，我给你钱！"

又过了几天，北京海淀医院医改办主任也来到我的办公室，几乎是同样的口气，"请把你们的收费系统给我们安装一套。"接着补充说："我有钱，我给你钱！"

几乎是相同时间，清华大学刚走出校门的几个年轻创业者也来到我们办公室，希望我们把这套称为"集中与分布相结合的医院信息系统"转让给他们，开口就说："30万元，怎么样？"

在那个年代，在军人工资很低、奖金微薄，而且医院鼓励创收，还流传着一个口号——"谁创收，谁光荣"的情况下，这一笔笔的收入是多么吸引人啊！

这不仅让我们室的小日子过得相当滋润，在院里还能得到表彰。

就在这种让人有点"见钱眼开"且"跃跃欲试"但又心怀某种顾虑的时候，总后卫生部主管"军字一号"任务的傅征局长带领机关同志来到 301 医院医务部，说是要听取"军字一号"工程进展情况汇报。

接到医务部通知，让我马上到会议室并准备汇报。

我一边往医务部走着，一边心里嘀咕着：任务刚刚开始，还没有多少事情需要汇报的，而且来得这么突然，恐怕主要不是听取汇报，而是另有别的重要事情要布置吧。

果不其然，我们的汇报还没讲完，傅征局长便开始讲话了。

局长今天的讲话和往常有些不一样，感觉不像以往那样温文尔雅，而是有些严肃。他再次强调"军字一号"任务多么重要、事关全军医院的信息化、要我们务必充分重视等一套大道理之后，突然转了话题："听说你们有些成果还在推广，还在卖。现在，交给你们的任务是全军的、是为全军乃至全国医院服务的，这个任务远比你们自己那点任务重要！完成好这一任务是一件很严肃的事情，对你们来说，这项任务，既是繁重的，也是光荣的，你们必须舍得丢掉那些盆盆罐罐，不要贪图那点蝇头小利！要从全局出发，立即把全部力量集中到这项大的任务中来，必须全力以赴！"

我的天哪！这不正是针对我讲的吗，他的情报怎么这么灵！

听了这段讲话之后，我心中已经明白，必须服从大局，忍痛割爱，必须打消"成果移植"和"成果转让"这些念头，必须放弃眼前那点儿利益，必须把全部精力集中到"军字一号"工程研发上来。

原来事情是这样的：拿到"军字一号"任务之前，我们用了将近两年的时间，在微型计算机开始普及、完全的集中处理模式即将逐步走向衰退之时，研制了一套被称为"集中与分布相结合的医院信息系统"，在本院内部逐步替代 HP300/48 小型机上的各项应用，扩展了其他应用，建起来了病人主索引、病案首页管理、住院管理、药品管理以及门诊收费等模块，构成了一套基本的医院信息系统。

这一完全使用微机构建起来的信息系统，尽管仍然沿用了原有的串行通信线路，还没有移到以太网上，但由于它充分而恰当地运用了微机的处理能力（非常类似后来的 C/S 模式），系统的响应速度很快，整个系统非常经济，也很实用，很容易被用户接受，当时还获得了原电子工业部科技进步奖。在我们根本没下大力气宣传的情况下，只是《计算机世界》在首页上以很小的篇幅报道了这一成果的消息，在一个学习班上做过这一成果介绍，便引来了很多医院和企业前来购买。

在这样一个利益冲突面前，我必须放弃小团体的利益，坚决服从上级指示，把全部精力集中到"军字一号"上来。

这个时候，在我心里便不断地默默念叨着关于"舍得"的几句名言："只有肯于舍得，才能获得"，并祈盼"上帝为你关闭了一扇门，就一定会为你打开一扇窗"。

后来的事实证明，傅征局长的这一指示是完全正确的。当时，我们这个团队总共才十来个人，整个"军字一号"工程研制任务之艰巨，工作量之大，大家是知道的，如果不是如局长所要求的"丢掉盆盆罐罐"，全力以赴，后果将很难想象。

实际上，我们的团队是怎样投入"军字一号"任务的呢？

团队的全部人马，除了一小部分力量维持现有系统正常运转，其他力量全部投入到了这项任务之中。在一年多的时间里，都是每周干满 6 天，每天工作几乎都在 10 小时以上，就这样，还是比原来要求的一年交出第一期系统的时间拖延了几个月。"军字一号"系统于 1997 年 6 月，在 301 医院和 304 医院初步试用之后，开办了第一个近 20 家医院的推广应用学习班，交出第一期产品。

如果不是这样，想紧紧抱住这个大项目不放，又不肯丢掉其他那点眼前利益，定将是哪一个都干不好。

这一决策的结果再次证明，"只有肯于舍得，才能得到你想得到的""什么时候学会放弃，什么时候便学会了成熟"。

（任连仲　执笔）

请进三老

"军字一号"工程设计的初期，我们曾在北京西部的一个山沟里封闭了 10 天，专门论证和完善总体方案、实现策略和实现路线，统一研发团队的认识。论证期间，项目领导小组核心成员，同时也是"军字一号"医院信息系统事实上的统帅傅征局长到达现场指导时，曾留下一句信息系统设计的经典名言："需求驱动，技术实现"，并提示我们："光是技术人员还不够，必要时再成立一个医院管理小组"。这不是一般的技术题解，而是说我们这个设计团队都是 IT 出身，需要请深谙医院管理的人加入，提示我们要增加新的成分。

接着，又一个类似的警示信号出现了。1996 年 5 月，总后卫生部突然决定在北京召开一个全军卫生信息化交流会议，在我们没有来得及认真准备的情况下要求报告"军字一号"工程的总体方案。当时，我们的技术组组长刘海一正在国外访问，只能由技术组主要成员之一的薛万国上台介绍。就在薛万国报告系统功能设置时，我听到台下有人小声说系统中"这项功能是 301 的"，过了一会儿又有人说系统中"那项功能也是 301 的"。这些话对我很刺激，他们的言外之意是说：你们设计的系统功能和业务模型参照物主要是 301 医院，没有做全面调查。

傅征局长提出的要求，以及报告会上的反应，归结起来就是：你们必须更广泛了解用户的需求，特别是管理方面的需求。

怎么办？再搞一次全军乃至全国的论证？当时我这样估计：在信息化意识尚不很高、实践体会还很缺乏的情况下，通过一个短期的会议很难确定一个新的整体方案，而且组织这样一次会议也很费时费力，再估算一下时间，距离三方合作协议规定的进度要求已经不足一年了，当前的各项设计工作又绝对不能停顿，时间已经来不及。如果请在位的管理专家进入设计组，事实上也不大可能。困难很多，时间又十分紧迫，但局长的要求和用户的反应必须充分考虑。

这时，我们想出了一个替代办法是：架构设计、基础设计按照原定规划继续进行，与此同时采取"请进来，走出去"的办法来保证系统的通用性、实用性和广泛的适应性。

种种实践证明，请进真正有用的人是不容易的，你看中的，人家正在岗位上，根本请不出来，短时间还可以，长一点绝对不可能。经过调查、联系和沟通，最后，我们请进这样三位老同志。

于贤佐：解放军第 88 医院刚刚退休的院长，在此之前，该院曾研制出第一代 Novell 网上的医院信息系统，被国家卫生部鉴定为全国领先，于院长是这套系统研发的积极支持者和主要领导者。

龙其生：解放军第三军医大学新桥医院高级工程师，军队医学会计算机应用专业委员会常务委员，年近 60 岁，没担任行政职务，计算机专业科班出身，20 世纪 90 年代初期，他设计的药品管理系统曾被评为全军药品管理优秀软件。

王振青：解放军指挥技术学院计算机系主任，刚刚退休，曾经是国防科技大学计算机系副主任、校训练部副部长，参与过多种型号的计算机系统研制，曾经是银河巨型计算机副总设计师。

请进这三位老同志，起初研发团队中曾有不同意见，有人说："这么大年纪了，不能编程，有什么用！"还有人说："有的不是行业内的，不熟悉医院业务啊！"

对于这样一些意见，我有足够的理由说服他们。比如，具有丰富的医院管理经验又亲自组织过信息系统设计的人是奇缺人才，是我们这个团队迫切需要的；他们都有丰富的工程实践经验，请他们参与项目论证、辅佐项目管理，这是难得的，有这样一句名言："在很多方面，管理一个大型的计算机编程项目和管理其他行业项目很相似——比大多数程序人员认为的还要相似"（见《人月神话》第一版序言）；多一些人给你"吹毛求疵"更是求之不得。请他们加盟，可以参与业务模型设计，参与系统的边界划定和功能定位，参与标准的选择和制定，参与文档规范的制定和技术文档撰写。我们的软件功能测试、界面测试、文档测试等工作必不可少，但我们还安排不出合适的力量，他们正好可以弥补这一缺口。总之，请进这样几位老同志参与系统研发是需要的，而且是难得的。

几位老同志进来，尽管给他们安排的生活条件很差，住在值班室、学员队，经济补贴也很微薄，但他们都把自己当成研发团队的普通一员，完全融入这个团队，更没有"老者"的架子。经过一段时间的共同战斗，年轻同志们不仅认可这几位老同志的作用，而且对他们越来越尊重。

在各种业务讨论中，特别是在软件测试过中，他们也曾与年轻人发生过争执，但我认为有争论是一个好的现象，是正常的，没有争论倒是不正常的，只要项目的组织者把争执引导到共同的目标上、控制好争论的度，对项目的质量、对项目的成功倒是十分有利的事。

关于"走出去"，在这个团队中也有典型的事例，比如，卫生经济管理分系统，在主要承担人杨秀合同志写出概要设计之后，曾专门送给当时全军著名的财务管理专家、南京军区总医院财务处高介惠主任审阅；与"军字一号"普及版的负责人韩雄同志在不同场合都做过深入交流。

后来的实践证明，这几位老同志，无论在工程的组织方面，还是在系统的边界划分和功能定位方面，在多次涉及系统决策性的讨论会中，都提出过不少有益的意见和建议，特别是在相关标准的选用、软件的功能测试、界面测试、文档规范等方面，做出了突出的贡献，"军字一号"医院信息系统有如此高的质量，这几位老同志功不可没。

特别值得一提的是龙其生同志，在"军字一号"医院信息系统向军队医院和武警医院大面积推广过程中、在项目的实施和使用培训过程中，成为当时全军和武警系统的热门人物，争着请他前去指导，成了当时的"香饽饽"。他走遍了大江南北、大漠黄坡，为这套系统的迅速推广和成功应用立下了汗马功劳。因为他熟悉这个系统的理念，熟悉这个系统的功能运用以及各个分/子系统之间的关系，再加上他是在医院里摸爬滚打出来的，熟悉医院各项业务和管理，由他指导项目的实施，异常难得。

（任连仲 执笔）

我们科里的年轻人

——讲述 161 医院信息科年轻人的成长

"军字一号"医院信息系统迅速推广应用，同时带动了医院信息化队伍的建立，一批年轻人进入医院信息科。在"军字一号"医院信息系统迅速建立和应用的大潮中，这批年轻人同样发扬着忠于职守、刻苦钻研、积极进取、不断创新、敢为人先的奋斗精神。他们在战斗中成长，短时间内便涌现出一批精英人才和精干团队。正是这批团队，不仅在各家医院承担起"军字一号"医院信息系统的运维和应用，而且普遍在原有基础上使这一系统不断扩展壮大。"军字一号"不仅为医院提供了一套实用性产品，而且带动了一大批精英人才和优秀团队的成长。"我们科里的年轻人"反映出的年轻人的精神风貌只是其中的一个案例。

2012 年 11 月的一个晚上，我在办公室加班，打开邮箱，发现有一封邮件，标题是"致张工"，节文如下。

> **敬爱的张主任：**
>
> 我每天喜欢一个人在外行走一阵，觅食，散心，思考一些问题。今天走着走着，忽然有股跟您说说自己想法的冲动。
>
> "感控系统"的事，可能让您不满。其实我一直没有懈怠。信息科的核心竞争力在于走在前面，走在前面了就能成为一所医院的亮点，也能表现我们室的实力。也许受专业所限，我没听说过福总的医疗多么牛，我没有觉得武总的医疗有他们的信息化那么强。您批评我在感控系统上办事不力，让我学习小熊的精神，多请教来解决问题。感控

系统在远程会议上就提到了，部署技术难度是很大的，我暗暗地想，感控系统上线的医院还不多，这次要力争走在前列，也让别的医院来问问我们！新病房大楼来了，我们 161 的信息化今后也要牛一牛！据了解的几家医院都反映，感控系统后期配置很麻烦。我一向的想法：一件事只要有人能做到，我就能做到，别人把系统都开发出来了，我的部署难度还能超过开发难度？我几乎没有向您诉说过工作的难处，一方面是因为我有一定解决技术问题的能力，另一方面也是性格使然。现在想想，这样的做法也不一定好，事实上，我确实应该及时向您汇报感控调试的进度的。我去年年终总结的最后一段话是："不夸张地说，我对工作有很强的责任心，如果存在尚未解决的技术问题，我会如鲠在喉，自觉地加班加点，反复试验直到问题解决。"我加班的原因是因为问题没有解决会一直萦绕在我的脑际。当我得知了有军卫论坛，第一时间就加入了论坛和感染控制的群，当时群里也就 20～30 人。由于手头资源所限，我很快在 VMware 中搭起了环境，并按照部署说明书完成了基础配置。这个过程，我是在同步上线的医院中走在前列的，我还在感控群里面回答了两三家医院关于连 HIS 测试库取不到在院病人人数的问题，我们也走在别人前面了一回！随后由于其他工作的紧迫性和优先级更高，我才把感控系统放下了，在感控上，我并没有偷懒，并且我个人认为我在多线程并行处理多个任务的分配上是合理的。张工昨天提到感控系统，又让我意识到了感控系统的紧迫性，我一定会抓紧时间，分配好各项工作的次序。

计算机是我喜欢的行业，我在我喜欢的行业工作，我很幸福，能在张主任带领下的这个和谐的团队工作，我很庆幸，也很开心。我也会问问题，也会在网上搜索解决方案，从技术角度，从完成工作效率上来说，我不比别人差。

……

读完邮件，我深受触动。这是我们科李响工程师发来的邮件，由于感染控制系统迟迟不能启用，我几天前曾对负责此事的李响提出批评。

我院信息中心有一群能干的年轻人：熊俊芬（财会专业毕业）、张帆（计算机应用）、夏慧（计算机硕士）、新人彭向哲（数码设计），有人戏称计算中心是"佳丽广场"，不仅赏心悦目，而且个个能干；小伙子有齐泉（营房工程）、刘聪（统计专业）、李响（计算机硕士），以及计算机新人张晓阳、李雪龙、韩露、王胜、孟莱，还有资深士官叶伟、冀宛东，可谓大小帅哥集中地，每人都各有特长，能独当一面，成绩斐然。

医院信息化建设，人才是关键！当下医院信息科，怎样的人才才是真正满足需要的人才？有人说要懂点医学、懂点计算机，还要懂点管理，我觉得即使真的能招聘到这样的全才，也未必能获得理想的效果。医院的信息化建设，需要的是一个团队，和谐稳定、包含有不同特长，而且能够密切协同战斗、乐于奉献的核心团队。每个人不需要成为全才，只需要发挥自己的优势，取长补短，在不同的方面取得成绩，提升自我，得到肯定。毫不夸张地说，我很荣幸带领了这么一个"能吃苦、能战斗、能奉献"的年轻团队。

在这个团队中，军人是主力，发挥着骨干和榜样的作用。作为信息科主任，没有多少人事权，只能有什么人用什么人。抓住骨干力量，按照每个人的特点分工负责，技术开发、软件维护、硬件故障检修、数据库管理都分工到人，重要岗位实行双人双岗，既互备又互补。中小医院信息中心人员少，只能是一人多岗，每个大项工作再根据情况调配人员。比如2011年医院上线"门诊信息系统"，含就医一卡通、门诊医生站、排队叫号、自助机服务系统等，原有的门诊挂号、收费、发药程序也全都要更换，还要与LIS、检查、银行系统等实现对接，接口开发复杂，培训工作量大，就安排了组织、编程能力强的夏慧和反应快、表达能力强的张帆搭档，夏慧负责软件接口开发协调、程序调试，张帆负责门诊流程优化测试、权限分配和人员培训，硬件采购、安装调试、网络建设由齐泉、刘聪负责，上线前后全体人员齐上阵，3个月就非常出色地完成了任务。上线物资管理、固定资产管理、成本核算系统，就安排有财务学历背景的熊俊芬负责，对于业务系统的理解保证了系统的顺利实施。对于新大楼弱电系统建设，就安排有工程背景的齐泉和有多年网络维护经验的刘聪负责，在方案设计、施工监督中发挥了重要作用。李响计算机基础好，接受新知识快，就安排他参加新软件开发、云计算平台构建、数据库维护等技术含量大的工作，工作成果总让人刮目相看。

对于新招聘的技术人员，也通过试用找到每个人的兴趣所在，安排军人一对一帮带。李雪龙喜欢软件维护和开发，就分配给夏慧当助手，开发各种系统接口，进行软件和数据维护，很快就独当一面，短短一年，完成了体检系统、省医保、心电网络等系统接口开发工作。新人彭向哲学过数码设计，安排她进行医院网页设计、幻灯制作、科室宣传页的编辑、软件美工设计等，干得又快又好。张晓阳曾在 IBM 从事过售后服务，对于医院的自助终端、叫号设备、电脑打印机等的维护工作做得细致周到、井井有条。韩露是个文艺小青年，唱歌演讲都是她的爱好，还喜欢小发明小创造，在日常烦琐的计算机安装调试过程中发明了"Zsystem"等工具，大大方便了工作，提高了效率，并及时提炼总结，成文发表。

创建了世界两家 500 强企业的日本著名企业家稻盛和夫先生在其著作《活法》中提出了一个著名方程式：

人生、工作的结果=思维方式（-100～100）×热情（0～100）×能力（0～100）

人生、工作的成果由以上三要素相乘。在信息化工作中，能力是指专业技术能力、动手能力、学习能力、沟通能力、协作能力；热情是指工作的干劲与努力的程度；这两个因素都可以在 0～100 分之间浮动。有能力却缺乏热情的人，分数不高，结果不好。而能力相对较弱，但意识到自己的不足而发奋努力，在工作中充满热情的人，取得成果可能遥遥领先于那些"聪明人"。而三要素中最重要的是思维方式，也就是指看待、处理人和事的态度，取值可以在-100 到+100 之间，如果负面思维多，不可能有高的工作热情，即使有再大的能力也没有好的结果，甚至产生"负值"，给工作带来损失。所以提倡传播正能量，就是这个道理。

在我们这个团队中的年轻人，每天都从不同的角度诠释着这个简单的方程式。有的人能力强，比如夏慧、李响，都是名牌大学计算机硕士，软件科班出身，编程能力强，开发任务总是承担得多一些，对他们的要求可能也更高一些；张帆的优点是反应快，善表达，是大家公认的"金牌讲师"，承担了医院许多的培训任务，同时也是科里离不开的数据库管理员，当然有时候有点"小脾气"。有的人热情高，比如齐泉，对待工作的认真仔细是大家公认的，许多"边角余料"的"公益活"，都是齐泉主动承担；小熊基础比较弱，但她的吃苦精神经常让我感动，碰到问题时，她用比别人更多的时间不厌其烦地问，记录，照做，蚂蚁啃骨头般一点一点地完成了许多大项任务，像"士兵突击"中的许三多一样不抛弃、不放弃，就是解决问题的办法。刘聪是个不怕麻烦的人，医院大大小小硬件、网络问题他已经妥善处理了十来年，虽然有时也想改行编软件，无人替补，也就作罢。

作为一个团队，每个人对待工作、生活的态度决定集体的风气，而集体的氛围对每个人又会产生重要影响。这些年轻人无论能力大小，都勤奋、知足、感恩、友善，不管是谁负责的工作需要配合，大家都积极主动帮忙。许多次系统上线、数据库升级或者故障抢修的夜晚，计算机中心常常灯火通明，通宵达旦加班，每个人都会主动留下帮忙，直到完成任务大家才轮流回家休息。

困扰着医院卫生信息化人才的各种问题，如待遇低、不被理解、职称问题、晋升问题等，在我们这样的中小型医院里同样存在，甚至更严重。但我们提倡"先有作为，才有地位"，十几年来，信息化逐渐被理解、接纳、承认，这些年轻的信息化人也大都立功受奖、晋升职称，这个集体成了医院一道亮丽的风景线。

2010 年以来，我院的数字化医院建设得到了各方领导前所未有的重视，信息化的深入应用使得这些年轻人面临越来越大的压力和挑战，每个技术人员都要同时负责几个项目的上线、开发、维护，天天有干不完的活，加不完的班，我经常都被这些年轻人感动着，为他们的成长，为他们的奉献。在交班时经常会情不自禁地表扬某个人，有时也会指出一些问题，批评某个人，李响的感慨由此而来。为了对李响有个交代，我写了一封回信——"致李响"。

亲爱的李响:

　　首先说声对不起,由于我表达的方式比较简单粗暴,引起了你的误会,请原谅!

　　实际上关于感控的上线问题,并不是责怪你工作不力或拖延,而是因为前段时间我一直听你说没有服务器,在测试机上都调好了(包括合理用药和感控),就等刀片服务器安装好就可以切换,所以我就理解错了,以为万事齐备,只欠东风,在医务处交班时预防保健科多次询问此事,我都说在等服务器,也没有再过问你调试程序的情况。因为我没有听网上教学,所以不知安装的难度和上线的时间,也缺乏和你交流,那天在办公室我只是对你反映的情况感到吃惊,没有了解情况就发表了意见,请你原谅! 实际上对于你解决问题的能力我是非常相信的,你说比较难我也不怀疑,既然全军都没上可以等等,只是你应该告诉我真实情况,以便我在向机关或其他科室解释时别犯错。我一向比较注重坚守承诺,如果决定要上某个系统,就想尽量完成不食言,实际上这可能给你们带来许多额外工作量。

　　你能这么热爱这份职业,我也很高兴,如果每天干自己喜欢的事,而且有益于社会和他人,就是很幸福的。计算机也是我热爱的专业,尤其是这两年来,眼看着我们的工作改变了医院的方方面面,还是有很大成就感的。今年,我大部分时间也都在加班,有许多的方案要制订,很担心自己的失误给医院带来损失,很多东西也是要边学边干的,所以时间总是不够用。

　　一个集体是需要各种人员的,正是你们各自的优点,才使我们的工作都能顺利完成。有时候我表扬一个人,真的不是否定其他人,而是某一点感动了我,以后我会更注意方法。关于论坛,正是我最近准备强调的,我觉得网络是个好地方,可以学习、交流,这方面你是做得最好的。关于PACS,有许多疑问,正准备上论坛咨询求教,请你协助。

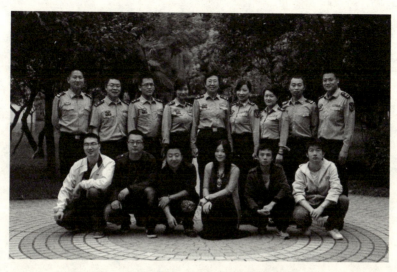

第 161 医院信息科骨干队伍

（161 医院信息中心　张红君）

全面理解需求
——倾心倾力，打造精品

科学上没有平坦大道，真理长河中有无数礁石险滩。只有不畏攀登的采药者，只有不怕巨浪的弄潮儿，才能登上高峰采得仙草，深入水底觅得骊珠。

——华罗庚

有志者事竟成。

——汉光武帝

假如没有热情，世界上一切伟大的事业都不会成功。

——黑格尔（德国）

人要有专注的东西，人一辈子走下去挑战会更多，你天天换，我就怕了你。

——马云

"精品"意识

——访解放军总医院原计算机室薛万国

"军字一号"医院信息系统除供军队和武警系统使用之外，前后已有多家公司在全国各地推广，仅北京"天健"公司推广服务的已近千家，假如再考虑多家企业在它的基础架构上做二次开发形成另外版本的，其用户群体已无法统计。令人欣慰的是，20 年过去了，军队使用的也好，地方使用的也好，除个别特殊情况之外，"军字一号"医院信息系统的基础架构几乎还都在应用着，还在发展着。

还应该提及的一点是，一大批专家型人才从这个用户群体中涌现出来，行业内影响较大的几部专著也多由这批专家撰写。业内人士普遍认为"军字一号"医院信息系统是一个"精品"。

当初参与这套系统研制的、时为中国惠普公司医疗 IT 部门主管之一、一直是"军字一号"研发团队的积极支持者和推动者的李伟先生几次敦促我用文字回答"这套精品是怎样做成的"。脑袋里酝酿许久，我总觉得自己没有能力完成这个任务。因为，任何精品的产生，绝不仅仅取决于看得见的技术因素和项目的组织领导因素，必然还包含着某种你可以感觉到但又让你很难将其挖掘出来并描绘清楚的精神因素。我这里，作为对李伟先生的回应，只能捅开一个小洞，缕出其中的点滴，以引起读者们再窥视其中。

"精品"意识的产生

"军字一号"工程项目正式启动前的一个晚上，我带着"团队成员各怀怎样的想法"这个问题，走进薛万国的小居所。交谈当中，他果断、刚毅地说出："要搞精品!"

听了这句话,我心中立刻涌起一股热浪,现在最需要的就是这种精神!作为团队的组织者,一定要设法使这种"搞精品"精神成为整个研发团队的灵魂,成为贯穿"军字一号"医院信息系统研制过程的主动脉。

一套精品的产生,一定是一个团队所为,但其中的核心人物的主导思想、从业精神和科学严谨作风一定起着关键性作用。20 年后的今天,我又重新带着这样三个主题——当时你为什么提出这样的口号?这个口号包含的理念是什么?在整个研制过程中,与团队一起采用怎样的策略和方法实现这个目标?再次与薛万国交谈。

任连仲:

当时,总后卫生部和中国惠普公司要我们在一年的时间内拿出一套医院信息管理系统,总后卫生部只是急着要解决医院内部的信息管理,惠普公司只是期望尽快获得市场地位,他们都未就系统的质量和生存周期提出具体要求,而你,为什么要提出这样一个超出要求的"搞精品"的目标?

薛万国:

领导和公司有什么期望,我没想那么多,当时我只是认为,这套系统不只是给军队医院使用,而且还要推向全国的各类医院,产品代表的是用户利益,我们必须竭尽全力做好。当时的心里是这样想的:我参与了 HP3000 小型机上信息系统的研发,后来又作为主力之一研发了"集中与分布相结合的医院信息系统",在这两个系统的研发过程中,我们不仅积累了若干技术,还积累了很多将计算机用于医院各项业务管理的理念,积累了很多技术与业务结合的感悟,人在这个时候,最期望的是能够把这些理念和感悟融进一套新的信息系统之中,做出一套比已有的任何信息系统更为实用、更有生命力的信息系统。心中一直憋着一股劲,就想找机会把这股劲迸发出来。那时的心情就像一把干柴,机会之火来了,一下子就燃烧起来了,于是就"朦朦胧胧"地提出:要做就做成"精品"。

"精品"的含义

> **任连仲：**
>
> 　　可否回忆一下，那个时候，你提出的"精品"包含着怎样的含义？作品之精体现在哪些方面？
>
> **薛万国：**
>
> 　　我说的精品，它应该体现在这几个方面：首先是信息的组织要体现"以病人为中心"，搭建好信息的基础架构；其次是选择能力足够、运行稳定和高效易用的基础软件以及相应的开发工具；再次是把握好应用软件的质量，让用户喜欢使用，让系统易维护、易发展。此外，一所医院建立一套系统，要花费很多的人力和财力，作为系统的设计者，应该让系统尽可能久地生存。具体如下所述：

一、搭建好基础架构

　　搭建系统架构，最核心的是设计好病人信息基础架构，构建好业务模型和业务流程，建立好基础数据字典，选择好基础软件。

设计好病人信息基础架构

　　设计病人信息基础架构，我们强调"以病人为中心"。而以病人为中心的思想主要是落实在"病人信息基础架构"上，它是信息系统的基础，也是核心。

　　确定这个信息架构时，只考虑当前的急需不行，必须站在全局——整个医疗业务全局、病人信息全局、包括医技和医疗物资保障的全局考虑。除此之外，还要考虑每类业务的特征和属性，以及各项业务之间的关系。综合考虑之后，构建出一个合理的"病人信息基础架构"。

　　现在看来，在这样的思考之下归纳出的以"病人信息基础架构"为核心的所谓"HIS"才有较长生命力。下面举几个例子：

◇ 设立了一个包含病人基本信息的病人主索引，也就是现在常说的 PMI。这个主索关联着病人从门急诊、住院、出院后的随诊乃至费用物资等完整的信息链。

◇ 破除了当时广为流行的输入医嘱就是录入计价单的模式，而是将医嘱和医嘱处理与计价收费的处理分开。医嘱属于医疗业务本身及电子病历范畴，而计价收费属于卫生经济管理范畴，两者分开处理，一是让医护人员专注于医疗业务，无需考虑计价收费；二是这样处理，既有利于病人信息管理的规范，也有利于计价收费管理的规范。

◇ 按照这样的信息架构设计，自然就包含着电子病历系统的基本内容。这些基本内容不仅包含规范的医嘱，还包含检查检验结果等内容，这为后续发展电子病历系统留下了足够的空间。考虑到电子病历系统的建立将是个逐步的过程，为此还考虑到了在检查检验设备暂时没有联机时，系统还给出了以手工方式输入相关信息的操作界面。

就是由于设计了这样一个考虑了全局又考虑了今后发展而归纳出的"病人信息基础架构"，才使得"军字一号"医院信息系统能够顺利跨过医疗费用管理和电子病历系统建立的两个发展阶段。

支持电子病历系统的建立，不是设计"军字一号"系统的当时才想到的，早在 1995 年做计算机室发展规划时我们就将其纳入了规划（这个规划在包子晚餐与"军字一号"的"追记"中有其核心摘要）。

建立规范的基础数据字典

现在，大家都体会到数据质量的重要，当时我们就知道，输入到系统中的各种规范化的数据都将来自基础数据字典，所以我们必须把数据字典中的数据收集、整理、规范和编码当做一件大事来做。其中，疾病手术名称和医嘱两个字典规模最大，前者，我们沿用了室里经过多年研究并得到广泛运用的已有结果，医嘱字典则需要从头做起。为了这个数以万计的医嘱词条以及它们的别名俗称的收集、整理和规范，曾请当时医务部王晓钟主任出面协调，从各个专科抽调了数十名专业医师与我们一起，花费了几个月的时间收集、整理和反复审核。对于其他数据字典也同样予以认真对待。

设计好业务模型和业务流程

"军字一号"系统开始设计之前，院内很多业务还是手工处理的，但从全面实现计算机管理角度，以及从以病人为中心、以建立电子病历为主线考虑，有些业务模式和业务流程肯定是不甚合理的，需要深入调研并深入分析和综合，从而设计出最为合理的业务模式及操作流程。系统中的病人信息模型、卫生经济管理架构、医嘱与计价分开模式等都是在这种思想指导下综合出来的。

我翻阅了当时设计组在系统调研之前拟出的调研提纲，摘录了其中一段，从中可以看出设计者们科学严谨的作风。

可行性研究的方法

> 本系统的可行性研究主要使用调查和分析的方法进行。调查工作主要包括面谈、工作过程跟踪、对病案分析、与用户协商等内容。具体工作如下：
>
> （1）与卫生经济管理科的负责人及工作人员面谈，了解他们对现行手工划价系统存在问题的看法，对新系统的设想及要求；
>
> （2）与收费处划价员面谈，了解收费工作流程、可能出现漏费和划价不准的环节及其存在原因；
>
> （3）详细观察划价员的划价过程，了解划价的信息渠道、容易产生漏费的项目、采用计算机划价的难点；
>
> （4）详细观察病房护士医嘱处理及其执行流程；
>
> （5）与护士面谈，了解医嘱管理规定的执行情况、产生漏费的原因，与她们探讨基于医嘱划价的方法及流程，以及护士们对新方法接受的可能性；
>
> （6）仔细研究不同病人的医嘱记录单，检查计算机处理医嘱的可能性和方法，确定难点问题；

（7）与临床药局的负责人面谈，了解药品的分发过程，探讨药品管理的新方法；

（8）开协商会，与卫生经济科、临床药局、收费处讨论新的划价收费流程；

（9）调查具有代表性的已实现医嘱划价的医院，实地参观调查，了解他们的工作模式和流程，以及一些难点问题如何解决，取长补短。

评价尺度

在建立新系统流程时，按如下次序和标准来评判方案：

➢ 技术上能否实现按规范医嘱划价；

➢ 划价能否准确，既不要少划，也不要多划；

➢ 管理上是否可行，尽可能不要给使用者（护士、药剂师、划价员）带来新的负担；

➢ 由手工系统向新系统的过渡是否容易而且平稳。

选择好基础软件

为选好基础软件，我们首先确定了原则和指标，然后对已有各种基础软件逐个进行测试和比较。以数据库为例，它应该适合大中小各级医院、存取效率高、有较强的安全机制；开发工具则主要看其开发效率和数据库存取效率。然后，专门指定了两个人（谢秀林和杨秀合）对已经出现的各种操作系统、数据库和编程工具，用接近实际应用的案例，逐个进行实验。最后，权衡测试和比较的结果，做出选择。对网络的选用也是这样，当时市场上存在多种网络，如环网、令牌网、以太网等，同样对它们进行了分析和比较。不仅是我们自己摸索比较，还专门请国防科技大学窦文华老师（银河计算机的网络设计师）给我们做报告和讲解。

在选择确定系统的基础软件时还明确了这样一条原则：要求所有应用软件的运行都"与操作系统无关"，也就是说，让我们交出的应用系统，无论在哪一种操作系统环境中都可以无障碍地安装和运行。当时我们已经预料到，有些医院可能有了服务器，而这些服务器不可能是同一厂家、同一型号的，各种机型都有各自的操作系统，而且操作系统本身还在发展，为了使用户原有的 IT 资产能够继续使用，使系统具有长久的生命力，明确这一要求是必要的。后来证明，我们这套医院信息系统，在早期的 DEC 的机器上，在 IBM 和 HP 公司的机器上、在 UNIX 以及微软操作系统上都能运行。这就保住了用户的以往投资，也使用户以往的操作和使用习惯得到尊重。

二、把握好应用软件质量

我们一开始就对应用软件质量提出了这样的要求：充分体现 C/S 模式的思想和特点，充分运用已有成果，遵守统一规范，界面词条简单明了，操作方便快捷，信息展示清楚醒目。

按照这些要求，当时重点抓了这样几件事：

（1）**制定软件开发规范**。包括输入输出规范、操作界面规范、软件测试规范、编程工具和公共模块使用规范等。

（2）**规范各种基础数据**。我们对这项工作特别重视。在前两代信息系统研发和应用中，我们规范了很多基础数据，对这些成果再次优化后予以继承，在研发过程中我们又依据新的需要，仍然花了很多工夫用于数据的收集、整理并予以规范，包括它们的合理分类和编码。依据这样的原则建立起来的数据字典有 100 多个，其中比较大的是疾病手术名称、医嘱、检查检验项目、治疗项目、药品和医用物资几个字典。我们认识到，各种信息科目设置的合理性、数据字典中数据的规范性及其编码的标准性直接决定着数据库中数据的质量，直接决定着数据的可利用程度和各种统计结果的可信程度。我们在这方面所下工夫不亚于在系统编程方面所下工夫。为什么我们能够在较短时间内做出百余个符合实际要求的数据字典？这和我们前两代应用系统设计和应用过程的积累有密切关系，这正如后来人们总结出的："一套应用软件研制所需'人月'，不能简单地按照系统规模来估计，这个工作量和参与设计者的认识积累和经验积累有关，与已有的技术积累有关。"

（3）**充分理解 C/S 模式特点**。在两层结构系统的设计中，对 C/S 模式特点的理解和运用直接决定着硬件资源运用的恰当与否以及系统效率的高低。在"集中与分布相结合的医院信息系统"研究中，我们积累了这方面的经验和体会，开发工作开展之初，我们通过"PB"学习班及各种形式的讨论，使 C/S 模式的特点得到了较好的理解和运用，使得"军字一号"医院信息系统的资源利用率较高、运行效率较高。

（4）**让用户体验良好**。对屏幕的布局、按钮的设置、菜单的分类、词条的定义、错误的提示、直到屏幕上信息展示是否清楚醒目，都仔细斟酌、反复推敲。对系统的响应速度我们都建立了明确的指标。

（5）**严格的软件测试**。对应用软件测试，我们确定了三个环节，即开发人自己测试、白盒测试及黑盒测试。在白盒测试过程中我们对实现方式方法不仅有监督检查，还随时有交流和选优，这对保证应用软件的质量及其运行效率起到了重要作用。关于黑盒测试，我们专门成立了一个测试组，他们不仅对功能实现是否正确，还对界面设计、按钮布局、菜单词条表述等都"吹毛求疵"。

三、方便用户自维自扩

信息系统交出之后，不管有没有相应的服务支持，尽可能为用户提供可以自己维护的手段，提供用户自己实施扩展的途径和方法，特别是，我们的用户有很多分布在边远地区，交通极不便利，求得服务和支持很困难；此外，系统提供的统计信息是有限的，推广使用之后，用户一定会根据自己的需要统计和查询某些信息，为此，我们提供了这样一些手段：除了自己可以维护数据字典，自己配置收费项目、调整价表，自己配置使用授权、提供系统安装方法等之外，我们还破除常规，将全部数据结构（包括数据字典）及其说明一并提交给了用户。由于这些手段的提供，才使得有些用户，在没有接受培训、没有获得别人指导的情况下，竟然完全依靠自己的力量，依照系统提供的资料和说明，把整个系统安装并正常运转起来；更有不少用户，完全依靠自己的力量，根据新的需求，实施了大规模功能扩展，依据自己的需要，对很多子系统进行了优化升级。

这套系统的生命周期能够如此之长，与这些举措密切相关。

> **任连仲：**
>
> 　　当时的医院信息系统设计，普遍提出的是"以收费核算为中心"，而你提出"以病人为中心"，两者的根本区别是什么？
>
> **薛万国：**
>
> 　　按照这两种目标开发出的信息系统，从当时的表面功能来看，似乎并无多大差别，实际上，两者的概念不一样、理念不一样，系统内部的信息结构、业务模型、业务流程、数据库结构、对外接口设计以及数据采集模式等差别很大，这些差别直接导致系统对发展的适应能力的差别，导致生命周期的差别。
>
> 　　观察最近几年的发展状况，多数系统只跨过了计价收费这个阶段，而"军字一号"医院信息系统则同时跨过了计价收费和电子病历系统建立两个发展阶段。

从这里可以清楚地看出，这两种口号引发的系统设计理念和追求目标方面的差别所在。

"精品"冶炼策略

> **任连仲：**
>
> 　　当时我们的软件工程师最多时也只有十几个人，这么大的信息系统，这么高的设计目标，在一年多一点的时间里就将基本系统完成了，咱们共同回顾一下，采取了哪些有效的策略和方法，获得了如此的结果。

> **薛万国：**
>
> 当时媒体上大量宣传"软件工厂"。这个理念很好，可是，我们的人这么少，不可能像"正规军"那样走"软件工厂化"的道路，我们只能像"土八路"那样打游击战和运动战。

游击战和运动战也是有一套战略战术法则的，我们只好按照我们的实际情况，采取适合我们自己的方式方法组织开发。我们认为，这样的组织模式对我们这个团队是很有效的。

发挥集体智慧协同作战。系统设计中的重要问题，如系统的整体设计、分/子系统设计、数据库设计都要经过骨干群体的集体讨论，直至得到公认为止。这样做，不仅是用集体的智慧把握住了设计质量，也一并达到了软件研发必须及时沟通和密切协同的目的。这是一种强制性的措施，开始时一些同志对此还不甚理解，总说"我自己的事还干不完呢，哪有时间参加别的系统的讨论！"后来证明，小团队干大事，这是一种保证质量而且高效率的研发模式。

功能块开发采用包干制。我们没有按照典型的软件研发模式，将需求调研—规划制定—系统设计—编码实现—系统测试—用户试用等环节交由不同层级的人（组）承担，而是将上述整个过程，从接收任务、试用完成直到最后交出全部文档，全部由一人完成。当时，这个团队的大多数骨干也具备了运用这种研发模式的条件。

在实战环境中开发实验。在自己医院里研发就有这样的好处：医护人员和管理人员就在身边，而且可由相关领导出面组织协调；已有的应用系统已经积累了一定规模的数据，在这样的数据环境中开发和测试，可基本上达到仿真效果；可以及时地将初步开发出来的应用软件请医护人员"实际体验"、"吹毛求疵"乃至试用。现在，有的专家总结出这样一条规律："好的应用系统大都是在医院里孵化出来的"，就是因为研发者充分利用了这些得天独厚的条件。

把握好研发的关键环节。在总体框架、基础软件及开发工具确定之后，在系统实现过程中有几个关键环节，如数据库结构的统一设计、软件规范的制定和执行、应用软件的编程监测（即常说的白盒测试）都是关键环节。按照当时室里的安排，在这几个主要环节中我充当了主要角色。在担任这个角色过程中我有两点体会：第一点是，数据库结构设计不是简单地保证已定功能的实现，它必须满足总体设计思想和总体目标要求，包括后续发展的要求；此外，它不可能一蹴而就，随着开发工作的逐步展开，数据库结构需要不断地综合、增补和调整，《数据结构手册及其说明》不下 10 个版本就是这样来的。第二点是，C/S 模式的运用有很多讲究，对其特点的把握又很难做出细致的规定，需要在开发过程中，由一个主抓人员与各个开发者共同切磋，求得最佳。这样做，缺点容易被发现，优点容易被推广。由于在这个环节上我们花的时间较多，因而我们的系统对硬件资源的运用较为合理，系统的运行效率较高，系统上线的一次成功率也较高。

关注系统缺陷及时弥补。整体设计时，只是制定出了大的框架，而且这样的信息系统谁都没有参与开发过，不可能对系统中每一个功能细节都考虑得那么周到，研发过程中必然会暴露某些漏洞和缺陷，我作为工程项目的主要负责人之一，发现不足或漏洞缺陷，就亲自补上，因为我们人力紧张，没有一个"预备军"可用。

我的感触

多年的基层科室管理工作，让我建立了这样的理念：发现本团队的积极因素并为其创造条件让它成长发酵，以此带动整个团队创造力的充分发挥是我这个基层管理者的最主要任务之一。薛万国提出"搞精品"，这正是完成"军字一号"任务最急需、最为宝贵的积极因素，于是，我们设法把这一思想、这种精神尽可能发挥到极致，在研讨实现策略、布置任务、总结讲评等各个环节都大力宣传这一思想，贯彻这一精神，在工作安排上，更是要把这种精神表现突出的人安排到关键岗位上，比如，像薛万国，一是要把他放进"技术组"，也就是当时被我们简称为"总工小组"的那一组，尽管他年纪较轻且尚无任何行政职务；二是让他负责数据结构设计和调优，带领其他几位工程师负责基础软件和工具软件的选择，以及随后的应用软件质量监测。

我们这个团队中绝不只有薛万国这一个精英，其他的也都很精英，正如外人所说"这是个精英团队"。对这批精英，大体上也都是按照上述原则安排和使用的。

当然，"精品"的研制成功，是领导决策和指导正确、整个团队共同努力的结果。由于团队情况的变化，我只能重点与薛万国做了上述交谈，综合出上述几点，还远不敢说这是对"这套精品是怎样做成的"的完整回答。也就是说，这一次交谈，只是从计算机室这个团队角度，理出了这个"精品"研制成功原因的几点。

还是回到本故事的初衷，要回答李伟先生提出的"这套精品是怎样做成的"，我只能捅开一个小洞，让人由此窥视其中。

（任连仲　执笔）

陈金雄话语中的"军字一号"

南京军区福州总医院早已是赫赫有名的数字化医院的典范，他们在原"军字一号"医院信息系统基础上不仅做了大量功能扩展，而且，依据医院实际需要，紧跟行业发展趋势，对原系统做了大量的优化和创新。时至今日，陈金雄主任在他的专著《迈向智能医疗》中以及多次接受媒体（主要是《计算机世界》、健康界和中国数字医疗网）采访时，在回答"为什么'军字一号'在短时间内完成大面积的覆盖，以及为什么'军字一号'在 20 年后的今天还在持续发光发热"问题时，又给出了令人信服的解答。我将他的回答以及我的理解归纳成三个方面。

一、六大核心技术构成持续发展的基础

（1）**病人主索引的概念**。以病人为中心的服务理念在技术上就必须要建立病人主索引，其中 Pat_Master_Index 为病人主索引，Pat_Visit 为住院病人主索引。包括病人的检查检验结果等相关信息都能关联在这个主索引中。这在当时都是非常了不起的贡献。

（2）**基于临床医嘱概念**。医嘱处于临床诊疗和经济管理两条线上，从临床诊疗角度和经济管理角度来看医嘱会有很大差别。"军字一号"通过将医嘱字典与收费项目分离，并建立对应关系，这就很好地处理了医嘱的临床诊疗信息与经济管理信息的双重属性之间的关系。

（3）**功能结构设计合理**。当时设计了 12 个分系统、42 个子系统，后来根

据需要逐步扩充。尽管有些业务系统功能还比较简单，但基本上涵盖了病人诊疗、医疗收费、物资供应以及医院管理的各个方面。

（4）**建立数据中心雏形。**"军字一号"以病人主索引和门诊及住院主记录为纽带，把病案首页、医嘱记录、病程记录、手术记录、检验结果、检查报告等整合在一起，这就有了数据中心的雏形。

陈主任还给出两幅结构图做进一步说明：一幅是病人主索引关联的病人信息结构图（见图 1），另一幅是可作为数据中心雏形的结构图（见图 2）。

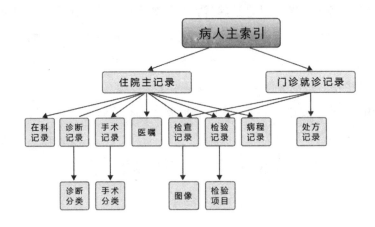

图 1　病人主索引关联的病人信息结构图

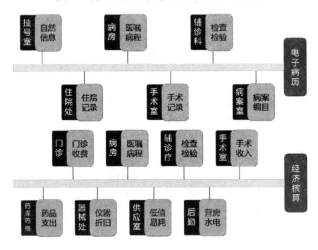

图 2　可作为数据中心雏形的结构图

整个系统以病人信息为中心，归纳出一个至今都认为是比较合理的病人信息模型，又沿着这一中心展开"以医疗、经济和物资管理为三条主线，基本覆盖了医院的各个业务部门，初步满足了医院管理和临床的需要"。

（5）**数据结构设计合理**。"军字一号"通过病人和费用两条信息线贯穿整个医院信息系统，以此为框架来构造和集成整个系统。系统的数据库结构逻辑严谨、设计合理，从而使得信息系统脉络清晰、运行高效。20年过去了，尽管各家医院在原基础上扩展了大量功能，但都是在这一套结构的基础上扩展的。功能扩展时，如果感到原数据结构不能满足要求，大家都没有脱离原系统结构，只是按照自己的实际需要，再额外补充必需的"附加数据库表"。

与数据库表配套的是一大批基础数据字典，而且输入了大量的基础数据。这些基础数据符合当时的国内、国际标准，符合医疗规范。系统移植时，各家只需在此基础上做适度补充和修订即可。由于有了这些规范的基础数据，使得存储起来的数据质量很高，数据的可用度很高。这批基础数据同信息系统软件一样成了"军字一号"资产的一部分。

（6）**系统的适应能力较强**。"系统提供了灵活的配置手段，通过参数配置、自定义字典、灵活配置信息采集点，系统能够适应不同规模医院以及不同时期信息系统逐步发展的需求。此外，系统能区分病房的护理单元和行政科室不同属性，满足统计、核算分别处理的需求。"

说到可灵活配置的价值，我想起两个案例：一个是在北京，我参加一个活动时得知，大多数医院每年都要付出12万～24万元不等的"医保接口服务费"给医保接口服务公司，再一问，军队医院就没花这笔钱，就是因为"军字一号"系统设计时，为适应全国各地有差别的医保规定而采取了"将不变因素固化，将可能变化元素分出来，让用户自己去应对变化"的策略。另一个是一个偶然机会我走进北京军区卫生部信息中心樊小玲主任办公室，樊主任随口说出一句话："你们那个系统真行啊，上千张床的医院能够使用，100张床的医院也能使用。"

二、数据结构开放策略正确

陈主任认为：系统推广时将数据结构与应用软件一起提交给用户，这是个英明之举。这一举措带来的好处远远大于其负面影响。

数据结构公开，让用户易于熟悉和掌握这一系统，使得建设速度加快。

由于数据结构开放，用户在扩展系统功能时，知道可借用哪些信息，需要补充什么数据库表。

数据结构公开，也方便系统集成，保持系统的整体性。

由于数据结构与应用软件一起交给使用者，使得广大用户，随着系统建设的进行，逐步理解了系统的设计思想和设计理念，这便使得绝大多数"军字一号"用户能够自行主导系统的扩展和集成，能够自主掌控和维护这一系统，这不仅大大减少了运行管理的种种麻烦，还为用户减少了大量扩展建设资金和运维管理资金。

随之而来的是，这一举措促进了一大批信息化工作者的成长，促进了一大批专家型人才的涌现。相当一批优秀论文和多部专著出自"军字一号"的用户群体，也与这一举措密切相关。

三、多种举措加快系统推广

第一批用户成功运行之后，傅征部长及时提出"老大带老二"的思想，由总后卫生部挑选出既有技术实力又有区域代表性的几家医院挂牌成立"技术支持基地"和"研发基地"，福州总医院是"技术支持基地"之一。

据陈主任介绍，仅他们基地就连续举办了不少于 4 次的学习班，接待了大量前来参观学习的技术人员和医院管理者，他本人几乎走遍东南沿海地区的所有医院，指导系统建设。还有些医院直接把服务器搬到福州总医院，请福州总医院技术人员现场帮助安装并调试系统。

251 医院、广州军区总医院、202 医院等也都力尽"基地"职责，在传帮带方面开展了很多工作。全军最后 4 家没有实施"军字一号"医院信息系统的医院（都在西藏），最终也是靠 4 家全军"技术支持基地"帮助实施的。

我这里要"插播"一段 301 医院做的推广应用的故事。301 医院应该与其他"基地"不同，它是"军字一号"医院信息系统的原发单位，他们主办的学习班不仅讲解系统功能和系统的使用，为了让大家用得好，为了支持"大众开发"，还多次举办以"数据库原理和应用"为主题的、以"开发工具"为主题的，以及"药品新版本设计和应用"为主题的多种类型学习班，正如薛万国所说，"我们不仅传授知识，还要传道"。这些学习班，有的在北京办，有的在京外举办。

我是这些学习班的亲历者，回忆起来还真有些味道。那个时候，西部还很穷，军队也处于"忍耐"阶段，加之还没有学会"利用市场资源"，经费来源几乎是零。学员住地，最好的地方是招待所，有时还安排在学生居住的宿舍，吃的饭最多是职工食堂水平。半个月的学习班，每人收取 300 元学费，这点钱大部分用于购买教学用书和吃饭。个别学员买不起回程车票，我们也资助他们一点。西部地区有的医院半天的门诊收费才几百元钱，也要上这个系统，要学会使用，对他们的这种积极性需要设法给予支持。

说到推广应用，还有一个人不得不提，就是人称老爷子的龙其生，他走过了大江南北，大漠荒坡，无论走到哪里，他首先做的一件事就是办学习班。

仅仅 3 年的时间，数百家医院建设成功并正常运用起"军字一号"医院信息系统，可以说，没有这些群体性的传帮带的多措并举是不可想象的。

这种纯免费的帮带模式还能产生这么奇妙的效果也是中国军队这种特殊的体制和那个时代军人的特殊奉献精神造就的，值得特别珍惜。陈主任回忆起那个时候的种种举动还显得很激动："那是激情燃烧的岁月，尽管很苦，但太有价值，太有意义，很值得回味。"

（任连仲 依据媒体对陈金雄的采访记录略加整理）

把一件"小事情"做成大事

——忆《疾病诊断和手术操作名称与代码 标准应用指南》的研究

凡使用"军字一号"医院信息系统基础架构的系统都装有一个"疾病字典"和一个"手术操作字典"，多数病案室工作人员手头都有一本《疾病诊断及手术操作编码应用手册》或《疾病诊断和手术操作名称与代码标准应用指南》。我相信，大多数的使用者乃至信息系统的研发者都不知这一"字典""手册"或"指南"源自何处，更不知它是经过怎样的艰苦努力和严谨过程制定出来的。

如果说"军字一号"医院信息系统是个"精品"，那么"疾病字典"和"手术操作字典"则是这套"精品"的重要基石之一。

我们回望这项标准的研究，不讲述它在技术方面如何实现，而重在揭示研制者在接受这一研制任务之后，以怎样的视角和怎样的全局观念，又以怎样的责任心将这一看似"小课题""子课题"的课题当做大课题来做，而且是在条件相当困难的情况下善始善终把它做成一套通用且实用的标准。

接受任务，不因"小"而不为

研制这套"标准"的任务来自两方：

20 世纪 90 年代初，卫生部机关组织了一次标准化方面的讨论会，会上决定研制两套标准：一套是检验项目标准，另一套是疾病名称及其编码标准。后一套标准的研制任务交给协和医院、中日友好医院和 301 医院共同完成，具体分工是中日友好医院、协和医院提供各自的疾病名称数据，301 医院负责数据收集、筛查、整理和编码设计。我领受了这项任务。回到室里以后，我把这项任务交给了做事细致严谨的刘海一。刘海一同志二话没说，接受了这一任务。中日友好医院、协和医院提供了各自的数据之后，没再参与后续工作，卫生部机关在口头布置了这一任务之后也再无下文。

随后不久，当总后卫生部组织审查沈阳军区卫生部和沈阳军区总医院研制的、准备提交全军使用的"单机版"医院信息系统时，沈阳军区卫生部助理陈捷同志提出："'疾病名称字典'需要更权威的医院给出，我们现有的不够权威。"主持评审会的总后卫生部傅征局长会下问我："你们肯不肯承担这项任务？"我当即打电话问刘海一同志："咱们可不可以接受这项任务？"他觉得这两件事合起来就是一件事，于是很干脆地回答："可以接受。"

傅征局长为什么用征求意见的口气而不用指令式口气直接给我们布置任务？当时我估计他是觉得，"单机版"医院信息系统研制任务由沈阳军区总医院承担，301 医院提供疾病名称字典是做"配角"，怕我们不肯接受，所以才在会下用征求意见的口气向我提出。

没立项也好，做配角也好，刘海一同志没有考虑那么多，他只是觉得国家和军队卫生事业管理需要这项标准，医院信息化建设事业需要这项标准，把这件事干成且干好很有价值，于是他毅然决然地扛起了这项任务，把这项看似"小事"的事情当做大事干了起来。

明确目标，做好全盘规划

刘海一清楚，完成这项任务，不像是撰写一本著作，主要靠个人头脑风暴或成果研制总结，大不了是"文责自负"；也不像设计一个功能模块，主要靠个人的智慧和能力，其结果无非是差与优之分。交出这项标准必须保证的是，疾病手术统计结果完整准确、"死亡"原因统计准确，而国家如此之大，涉及的材料将非常广泛，使用人员又将众多，所以这是一项系统工程，完成这项任务必须全盘规划、全盘统筹，每个环节都必须认真而严谨地把控。

首先是明确目标。刘海一同志具有这种素质：做任何事情，首要的是把目标定得清楚。按他的回忆，当时确定的目标是：第一，这是制定出一套可供全国全军使用的标准，要保证各级各类机构汇总起来的疾病手术及死亡原因数据完整准确，而且要为医院信息系统提供高质量的基础数据；第二，它必须覆盖全国的各种疾病和手术，必须具有极广泛的适应性；第三，要让医生和医务管理人员喜欢使用、容易使用，比如，医生们已经习惯使用的、已被普遍认可的"俗称"仍然还可使用，但又不能影响疾病和手术的统计；第四，为后续的医院信息系统建设提供一套高质量的基础数据。

要达到这样的目标，面临的局面却相当复杂，比如，国家卫生部虽然颁布了 ICD-9 标准，但内容不全，编码太粗，而且已经发布很久，中间没有跟进维护；几乎所有医院病历首页中疾病诊断和手术操作名称都是手写上去的，同一疾病、同一手术各家给出的名称并不一样，所以，数据的收集、筛选、整理和规范工作，不仅量大，困难也很多；从几家大型综合医院收集到的疾病诊断和手术操作名称只是"大流"的，那些很专科的，如航海的、航空的、特殊职业的，以及个别地方性疾病等不可能涵盖其中。

面对这样的复杂局面，按照预定目标要求，他把实现过程中必须把控的重点环节归纳为如下几项：设计整体的架构，数据收集和录入，数据的筛查整理，设计出编码机制，对名称进行规范，反复审核校对。

其次是既要考虑急需，又要做成真正的标准，因而决定把任务实现分为两大阶段。第一阶段是先拿出初步版本，应对急需，同时也是试用；第二阶段再进一步完善，定为标准。

怎样保证任务完成？他意识到，完成这样的任务，单枪匹马是绝对不行的。资料收集，不只是院内的，还有大量院外的乃至全行业的，对其工作量必须有足够估计；人力的落实，在本室内，能做全职的人员很少，必须请一些人硬挤时间给予协助；这项任务不是单纯的技术工作，需要大量医生和专家参与，必须求得相关部门支持，并出面组织协调。这一系列工作，都必须有预料、有估计，做出全盘规划。

全面收集数据，整理筛选规范

"大流"的数据，有协和医院的、中日友好医院的、301 医院自身的，还有整个沈阳军区的，足可作为基础数据。而个别专科、特殊职业的数据就得从源头收集，需请有关单位提供资料，例如，请空军总医院提供空勤方面的，请海军总医院和第二军医大学提供航海和潜水方面的，请第三军医大学提供战伤方面的，请北京军区 261 医院提供精神病方面的。

对这些数据要做的工作：第一步是设计编码机制；第二步是收集整理数据；第三步是分类录入；第四步是查重筛选；第五步是请各领域各专科审核补充；第六步是再请几个领域的权威专家反复推敲核审。

数据收集和编码机制设计中最让刘海一伤脑筋的是手术名称及其分类编码标准。

国家公布的这方面的标准已过时太久，版本太旧，而且手术名称增加和变化很快，必须重订标准、收集数据。对这项标准的研究，国际上也很活跃，存在多种版本，且还在演变。此时刘海一提出的问题是，参考哪家的最为合适且最具生命力？经过广泛调研、分析和比较之后，他选定了美国人在参考世界卫生组织原有标准基础上给出的 ICD-9-CM-3 作为参考版本。可这份资料怎么获得呢？刘海一随后得知，协和医院的北京世界卫生组织疾病分类中心拿到了这个版本的原始资料，且正在翻译中。在这个节骨眼儿上，这样的资料一般人是要不出来的。刘海一又进一步了解到，时任该中心的主任是刘增鼎教授，他曾是本院曹启龙教授的同学和同事，本院的黄宛教授与当时协和医院院长又是好友，于是，刘海一便来了个双管齐下，请医院机关写一份公函，再请本院这两位教授各写一封私人信件。他拿上这份公函和两位教授的私人信件来到协和医院，刘增鼎教授很给面子，同意把翻译稿让我们拿来复印。

各类资料收集过来之后的录入、筛查、整理、编码以及将返回意见再整理、再修订，主要由本室人员完成，这个过程不必细说。

初稿的审核是一件相当艰巨而复杂的工作。

院内的审核，最初几次多是由主治医师层面的人完成，最后的审核则多是由主任医师们进行，特别专科的部分还必须请院外的相关专家把关。

因为审核是反复多次的，修订当然也是多次的，工作量可想而知，我记得，仅是打印出来送审的纸张加起来近乎上吨重量。

反复审核，最后定为军标

初稿出来以后的审核修订，共包括了如下几个步骤：

第一步，交给本院各个专科审核补充，将各方意见归纳整理之后再次返回审核。这个过程反复多次，前后不下百人参与，其中不乏蒋彦勇这样的主任医师。

第二步，经过总后卫生部组织全军的权威专家审核补充。因为是总部机关出面组织，各单位都派出了领域专家参与，例如，王正国院士专门审核战伤方面的，第二军医大学海疗系专家审核航海潜水方面的，空军总院专家审核空勤方面的。

研制组将所有补充修改的意见收集起来再次修订。

经过这几步之后，刘海一仍然还不放心，觉得还不够严谨，唯恐还有瑕疵，于是还安排了下一步。

第三步，再请本院内外科权威专家几乎是专职性地对整理后的版本再多次反复审核推敲。这一步的重点是检查已经收集到的疾病诊断和手术操作名称是否还有疏漏、名称（包括别名）是否规范。这一步持续时间很长，外科系的周柏明教授、内科系的范尚廉教授和何连德教授一直坚持到"标准"的定稿。

经过这几步的审核修订，于1993年交出了《疾病诊断及手术操作编码应用手册》，印制7000余册，发往全国，以应急需。

作为标准拿出，刘海一觉得还需再加一步：1995年，请总后卫生部再次向全军征求意见，并对各种返回意见再次整理和推敲，再次修订。

这项任务最后给出的结果是：

1996 年，按照"军字一号"医院信息系统规范将其核心内容装入该系统的"疾病诊断字典"和"手术操作字典"，随后，随着系统一起推向全国使用。

1997 年，总后勤部将其定为"军标"，全军贯彻执行。

1999 年，由人民军医出版社正式出版《疾病诊断和手术操作名称与代码标准应用指南》，发行全国，第一次印刷 12000 册。

后 记

这项标准的制定，针对实际情况和实际需要，经过了全盘规划、全面论证、全面的数据收集、严谨的整体设计、反复的审核和专家把关，且经过了大面积试用和再次补充修订才定为标准，可以认为这是制定一项标准的经典案例。这与某些标准的匆忙立项、一次性成文就交出一套标准、用户拿到手之后便议论纷纷、意见百出、甚至无法适从的情况形成了鲜明对照。

标准制定者严肃认真的态度、科学严谨的作风值得科技工作者学习。

我还看过刘海一同志主持制定的《电子病历应用分级评价标准》的制定过程记录，那同样是经过多次专家研讨、经过多达 12 稿的修改才交出去的。这同样表现出了一个科技工作者严谨的工作作风。

在条件极其有限的情况下，仍然坚持克服各种困难，以坚韧不拔的精神把一项工作做好、做精、做得圆满更是科技工作者应具有的优秀品质。

淡泊名利，一心追求社会价值的从业精神更是值得称赞。

（任连仲访刘海一后整理撰写）

电子病历的开拓者和坚守者

——忆我国电子病历系统的研发

在我国，真正的电子病历系统研发和应用始于 1997 年，全面建设电子病历系统是从军队医院开始的。

电子病历系统的发展，已经跨过两个阶段——用计算机记录病历文件和建立电子病历系统。现在已开始往个性化和数据深度利用方向发展。

截至 2015 年年初，仅北京嘉和美康公司一家的电子病历软件销售量——整体电子病历系统和单独的"病历书写器"已经超过 2000 套，由此可以看出，我国的电子病历系统完全是依靠自己力量发展起来的。

在整个电子病历发展历程中，有两个人不能不提，一个是在发展方向上一直执牛耳的薛万国，另一个是紧跟用户需求一直坚守研发阵地的陈联忠。

打响电子病历第一枪

大约是 1998 年的某月，在 301 医院，"医生工作站"推出使用。与其他任何子系统都不一样，这个子系统，不用你推动，不用你宣传，而是医生们主动找上门来，喊着："尽快给我们安装！"因此铺开很快。可是，时间不长，研制者曾经担心的问题果然出来了：一些老专家向院长反映"用计算机写病历，病历质量出现了下降"，甚至有的专家提出要求"停止"使用。病案管理室也反映：一些医生追求速度，大量使用"复制""粘贴"功能，致使病历中出现了"男性病人有月经史""女性病人有前列腺检查"等笑话。当时的朱院长觉得问题不小，便指示医务部召开座谈会，全面听取各方意见，拿出解决办法。

计算机室，当然应该派薛万国同志参加座谈会。到会之前，他心里忐忑不安，"用计算机写病历"会不会被拿下？

会议开始，先是"正方"重复了前边所说的病例中出现"张冠李戴"等笑话的现象。讲这类话的人都不是写病历的，多是管病历的。一时间，会场上的气氛似乎是，用计算机写病历处于被批、甚至有被打倒之势。说着说着，到会的年轻医生坐不住了，开始提出相反意见，有的说："用计算机写病历有很多好处，首先可大大提升病历书写效率，比如，一天连续做了 3 个同类手术，光是手术记录就得写上 5 个小时，而用现在的办法不足两个小时就完成了；其次，病历质量也能提高，发现有需要完善之处立马就能做出补充修正，发现有错别字、词语不当的，修改极其方便"。有的说："以前要想查看病人以往的病历，需要去病案室找，现在一个点击，所要信息就都来了"。更有的医生指出："建立电子病历系统是新鲜事物，出现一些问题并不奇怪，技术上可以采取办法加以改进，管理上也可以提出要求，提出防范措施，不能遇到问题就一棒子打死"。这时，会场上又出现了往另一个方向一边倒的势头。

最后，会议主持者决定："电子病历要坚持下去。面对出现的问题，从两个方面着手，技术上要不断改进，管理上要提出要求，拟出书写规范。"会议还就此做出具体安排。

就这样，用计算机写病历，建立电子病历系统，得以继续发展。

推出一个功能模块，引起这么大的争论，这在薛万国的从业生涯中还是第一次。薛万国这个人，设计任何系统都是目标明确、界定清楚、设计严谨、精雕细刻、追求完美，经他的手交出的功能模块，几乎个个都能"打得准，用得上"，而这次，在别人眼里、在他心中，却留下了一丝遗憾。

可以认为，在 301 医院建立电子病历系统，对薛万国来说，是主动的，也是被动的。

说他是主动的，事情得从源头说起。早在 1995 年，301 医院计算机室制定发展规划时，作为执笔者之一的薛万国就将建立电子病历系统写进发展规划之中。在那个时候就计划建立电子病历系统，既有来自学科发展的动力，也有来自一线的急切需求。

说需求急切，这里边还有两段故事。

一天，医院骨科王继芳主任来到计算机室，坐下之后便说："任主任，你们研究一下，能不能让我们的医生用计算机写病历？"我当时反问："您今天为什么提这个问题？"王主任展开说："你不知道啊，我们的年轻医生写病历是多么艰苦！几乎每天都要写到深夜，不仅内容必须周全、逻辑清晰、文字流畅，而且每页修改的地方不得超过 3 处，多了就必须重抄，有些女孩子，写着写着都哭了，不达标交不出去啊！"王主任这一番讲述，促使我们下决心，让医生在计算机上用书写工具写病历，并逐步建立电子病历系统。

在 301 医院，冲破条条框框，用计算机写病历，还可以追溯到更早。早在20 世纪 90 年代初，在网络没有建设起来之时就有个别科室、少数年轻医生开始在 PC 上用 WPS 书写病历。可是，当他们把打印好的病历送到病案室时，病案室拒绝接收，认为这"不符合管理规定"。医生们也不服气，认为"计算机打出来的文字更为清晰，且我们都手签了字、主任也签了字的，出现问题，我们承担一切责任，你们没有理由不收"。"官司"打到医务处，当时的张学麟处长也不敢批准接收，理由是"上级还没有可以用计算机打印病历的规定"。为了越过这第一道关，我这个室主任多次往返于病案室和医务处乃至医务部主管，讲道理、讲好处，倡导大家要敢于突破老祖宗的条条框框。历经数月的奔走游说，才终于从医务处拿到通知：计算机打印的病历，在当事人手签之后病案室可以接收归档。这算是迈过了用计算机打印病历的第一道门槛。

说他是被动的，这也是事实。

"军字一号"医院信息系统的研发，按照轻重缓急排序，"医生工作站"的研发和应用只能稍后。在启动"医生工作站"研发时，作为总设计师之一的薛万国当时就坚持，只有良好的医嘱系统远远不够，还必须能够让医生在其工作站上直接书写病历，并可随时调阅病人的各种检查检验结果以及病人以往的病历资料。可当时的问题是，手下的人都是一个萝卜一个坑，开展这个项目时已无兵可用。

在面对需求迫切又无兵可用之际，经室里研究，拿出这样一个办法：把这项任务压给在读研究生汪建华，由他的两位师兄——薛万国和谢秀林指导完成。

建立电子病历系统的关键一招是要有一个符合本项业务特殊要求的"编辑器"。为这个"编辑器"几个人可是费尽了脑筋。自己研制？按计划要求，还有两三个月的时间就要交付使用，一两个人，又要做出系统，又要研制这个编辑器，无论如何都来不及了。怎么办？想来想去，作为指导老师的薛万国提出，"暂时借用微软公司的 Word 顶上，等以后腾出手来再研制这个专用编辑器。"

当时可选用的书写工具不止一种，薛万国坚持选用 Word 是经过深入思考的。他的选择基于这样几点：

一是，患者的病历是个性化的，其中某些重要部分，如鉴别诊断（也称为拟诊讨论、论诊），医生需要依据病人状况和检查检验结果，按照自己的逻辑分析表达出自己的思考和判断，Word 的风格适合于这样的思考表述。

二是，它的复制、粘贴、修饰、排版和打印操作都很方便，成文很快，再加上专业模版的帮助，比起手写，速度可大大提高。

三是，Word 已是很流行的办公软件，几乎人人会用，极易被医护人员接受，系统推广时几乎可以免培训。

对书写过程的某些操作，技术上暂不能给出严谨而又符合要求的控制，用起来可能出现预料不到的问题，这也在他的预料之中。

这第一枪打出之后，对薛万国来说，虽然留下一点点遗憾，但从随后的《医院信息建设与应用》一书中有关章节的撰写、国家卫生部发布的《电子病历功能规范》和总后卫生部颁发的《军队数字化医院建设标准与实施细则》，以及《医院该如何看待和建设电子病历集成平台》等一系列成果的推出和代表性作品的发表可以看出，薛万国对电子病历系统建设的关心和投入是持续的，是从未松懈过的。更令人可喜的是"革命自有后来人"，在他之后又出现了一批批电子病历系统的坚守者和开拓者。在坚守者中最令人钦佩的是陈联忠。

围攻新版本

原始版本使用中出现的问题已经不是 301 医院一家之事了，几乎所有"军字一号"系统的用户都反映出类似的情况，也就是说，至少已经是全军的问题了。

怎么解决？单靠 301 医院计算机室不行，他们的任务太重。随着"军字一号"系统的全面推广，需要接连举办各种学习班，需要不断完善已经推广的系统，还得不时地派出人员给各地医院予以技术支持。此时，总后卫生部决定，发动全军，让各大单位都拿出各自的解决办法，来个"百花齐放，优中选优"。

按照总部机关的部署，由济南、成都、广州等各大单位准备好的"新招"在总后药检所大会议室汇报，会上，广州军区总医院吴伟斌的方案最引人注意。吴伟斌是什么人？医生出身，当过科主任、时任医务部主任，而且他老早就是计算机应用的"发烧友"，早在 20 世纪 90 年代初就主持研制出了"医疗干部考核系统"和"泌尿外科病人信息管理系统"，其中"医疗干部考核系统"还被全军推广使用。在他的报告中，不仅报告了新型"编辑器"的设想和要求，还报告了经他优化了的医疗文档结构和书写规范，报告了与病历书写相关的"知识库"的运用。不出所料，吴伟斌的方案被选中了。

谁来实现呢？原来，吴伟斌来北京之前，已经选好了身在广州的一个伙伴，此人叫陈联忠，这是一个热爱 IT 技术的年轻小伙儿。

吴伟斌不愧是优秀的信息化建设的指挥员，此时此刻，他还意识到，光有这个技术上的"初生牛犊"不够，还必须有熟悉医院信息系统、熟悉医院业务的本院的 IT 人员共同参与才行。能调动谁呢？骨干人员都在建设"军字一号"医院信息系统的前线。这时有一个人被他看中了——刚刚卸任的原信息中心主任田燕同志，于是便构成了一个搭配绝佳的由指挥协调、信息系统主管和技术干将组成的小型精干团队。

吴伟斌将队伍分成三个攻关小组：病历编辑器组、病历质控改造组、书写模版优化和知识库整理组。病历编辑器的研制任务自然落在陈联忠的身上。

除了陈联忠和田燕属专职之外，其余全部是"义工"，都是晚上来这里加班。一个全年的日日夜夜过去，他们终于觉得新版本可以交付使用了。

2002 年 12 月 31 日，是一个值得纪念的日子，新型电子病历系统在广州军区总医院心血管内科和妇产科开始试用。

一批新软件上线，并不如想象的那么一帆风顺，第二天早上 8 点开始，信息科就开始接到电话了，排版问题、乱码问题、表格问题，等等，在实际使用过程中一个个暴露出来。好在预先和科室已经达成一致，所有白天发现的问题，技术人员统一晚上解决，由这天开始，我们彻底改变了生活习惯，白天睡觉，晚上战斗。难能可贵的是，项目的领头人吴伟斌天天陪着我们，他的执着让我们动力十足。偶尔在解决了重大问题之后，也会在凌晨出去享受一下广州晚茶的美味。

随着两个试用科室的平稳过渡，3 月开始全院推广。

实际情况总比人想象的复杂，各科室都按计划顺利上线，但在干部科又遇到了新的情况，有一个患者的病程记录每次打开时编辑器都报"内存溢出"，怎么回事？程序跟踪发现，这份病历竟有 200 页之多，是一个住了 10 多年的老病号，现有排版算法占用内存太大，于是我们又开始没日没夜地修改排版算法。半个月下来，似乎搞定了，然而问题远没结束，装上后又发现新的情况：10 分钟才能看到东西，让人更恐怖的是，录入一个字，要 2～3 分钟才在控件反映出来，我们当时脑袋嗡的一声，这下要命了！编辑器核心部分出问题了，如果解决不好，整个系统就全费了，此时，我们倍感压力大增。好在系统是我们自己研制的，每个地方都门儿清，心里有底。一方面，做好临床科室的沟通；另一方面，积极设计和尝试新的排版算法。3 个月过去了，在步入秋天时，我们终于拿下了这个桥头堡，系统在真正意义上全面上线成功。

就在这一年，时任解放军总后勤部卫生部副部长的傅征亲自组织专家对新版电子病历进行检查。随后，总后勤部卫生部下达了全军使用这套电子病历新版的通知。

攻坚"编辑器"

回过头来，我们再细讲一番这个"病历编辑器"是怎样研制出来的。

它的研制是一个真真实实的攻坚，其攻坚过程好似一场背水之战，又好似一次连续过山车。

为解决单纯使用 Word 书写病历引发的种种问题而展开的攻关战斗不仅只有"广总"这一场。在"军字一号"原创单位 301 医院，薛万国也曾安排一位年轻同志试攻"编辑器"。后因其需要解决的问题太多，工作量太大，人手实在吃紧，又被迫搁浅。"军字一号"普及版带头人韩雄同志也曾组织人力拿出过一个版本，对病历书写中不当的复制和粘贴加了限制，也保留了修改痕迹，但这种形式也遇到了一些致命问题，如不同版本 Word 的 VBA、API 兼容性和后续版本把 VBA 编程视为一种病毒而引出每次使用都要提醒使用者，以及文档的结构化、续打、还有书写时质量控制等方面的相关问题不能解决，致使完全围绕正版 Word 的开发走到了终结。

最后还是把"广总"逼到了墙角，因为吴伟斌在总后勤部卫生部立下了"军令状"，就是说，无论遇到多大的困难，这场战斗都必须打胜。

按照电子病历系统建立的整体要求，新型编辑器不仅要解决采用 Word 编辑器在病历书写中出现的弊病，还要支持医疗文档结构定义和书写规范所要求的质量控制。这一系列问题全都摆在了"编辑器"研发者的面前。

走哪条路，该怎么走？吴伟斌、田燕、陈联忠、肖强在信息科的办公室里连续进行讨论。当时，多数人的想法还是寻找现成可用的工具，那好，就找找看吧。

当时，能很好地支持病历排版、表格制作和图像处理的只有两款软件：Word 和 WPS。其中，Word 能开放的接口已经摆在那了，此路不通；尝试联系金山WPS，回答是，作为一款成熟的通用办公软件，压根就没考虑这种个性化需求。

电子病历编辑器的核心由通用字处理功能+各种控制功能组成，通用字处理功能是电子病历系统使用者直观感受和交互用的，对使用者来说，这些功能就是他们百分之百的需求，而病历书写的控制功能都是后台的，提高病历书写质量的控制和后续数据应用服务方面的事，书写者根本不关心。通用字处理功能解决不好，后续功能就是空谈。那么，问题又回到"是不是先做一个自己的Word?"上来了。当时有人说："开玩笑吧! 看看微软和金山投入了多少人力和时间？别瞎想了! 我们还是想想其他方法吧。"这就是一个月后得出的结论。

通用字处理功能是这一任务不可逾越的障碍。如何绕过这个障碍?带着一堆问题，我们开始疯狂地找资料。2001 年在 Google 中输入"电子病历"只有寥寥几个国外的结果，输入"电子病历编辑器"一个匹配结果都没用。

找捷径的念头被彻底摧毁了，一眨眼 3 个月过去了。

总后勤部卫生部不断询问"方案实现到什么程度了？"吴伟斌着急了，编辑器搞不出来，整个方案就算"吹灯"了，课题就会被总后勤部拿下!

紧急关头，陈联忠又说话了："我有个想法，看国外的病历多是'填洞洞'的，这个和我们的表格病历很像，如果我们能够把每份病历用语法定义出来，我就能够用程序解析，这个技术我手里有雏形，能自动形成一个界面表单，填完表单后，打印功能我在后台实现。""就这么干，不能再拖了!"吴伟斌下令说。

吴伟斌组织相关人员开始全面分析"军字一号"的 Word 模板、病历以及科室使用的一些表格病历，并不断向医生咨询。通过 1 个多月的研究，总结出了病历内容的大致规律，提炼出特定的文本编辑语法，如宏、行选、单选、多选、有无选择、关键词、注释等模板定义语法。有了这些标准之后，陈联忠开始编程。

"填洞洞"模式的框架出来之后，吴伟斌开始带人定义一个泌尿外科的入院记录，一个月后，一份泌尿外科入院记录通过程序解析展现出来了，通过"点选"等能够快速写出一份病历，但打印出来的东西让大家有点失望，总感觉和 Word 写出的病历差别很大，特别是在排版功能上，而且每段的连接词显得生硬，不通顺。

不管怎么样，找一个住院医生试试吧。有位医生，碍于吴院长面子客气地说："这个软件是不错，但没有用 Word 写的看着舒服，而且体检表格的处理结果和我们的病历不一样。"这句话给大家的感觉是，医生肯定是反对新的病历编辑器的，而且该编辑器没有 Word 里的使用方便的复制和粘贴等功能。我们决定再请其他科室看看，不能只听一家之言。说来也巧，那天晚上产科主任来信息科找吴院长办事，吴院长顺便向他介绍了我们研制的新系统，主任说："明天派人送一份产科病历来试试。"第二天我们看到产科病历时，都傻眼了，在这份产科病历里，上下脚标、表格、图片一应俱全，我们现在的方法根本实现不了。

"完蛋了！"大家同时说出了这句话。

从下午 5 点到夜里 2 点，我们认真对比了现在信息系统实现的功能、"军字一号"的 Word 版本功能，以及广总给总后汇报的方案，发现我们这个阶段获得的可用成果只剩下总结出的病历模板的语法部分有点价值，从使用角度看远没有"军字一号"原 Word 版本那么方便。

下一步该怎么办？转眼已经是 2001 年 9 月了。

为了更好地集思广益，吴伟斌把做过"卫生资格考试系统"的人马叫过来出招。讨论过程中有人提到，"考试软件"在题目部分用到 rtf 控件。rtf 的语法是公开的，而且它本身也是一个最基础的字处理软件，Windows 自带的"写字板"软件就是基于 rtf 做的。"陈联忠你能实现吗？"吴伟斌问道。"我试试"，这是一个标准技术人员的回答。

在后续两个月里，陈联忠没日没夜地查资料，做测试，硬是啃下了 rtf 这块骨头，开发出了第一个版本的 rtfEditor.ocx 控件，交由肖强同志嵌入 PB 版的医生工作站。

这个版本兼容了以前定义的病历模板语法，感觉也比原来自动生成的界面好多了，但是又遇到了致命的问题：由于使用系统自带的 rtf 组件，导致在不同操作系统中的不兼容问题，Windows 98 系统中能用，Windows XP 和 Windows 2000 系统中又不能用了，而且由于直接使用 rtf 组件，很多底层处理都是由组件自己完成的，这又导致分页处理、鼠标事件响应以及我们定义的一些特殊语法和书写控制无法实现，还是达不到原先预定的使用要求。

结论是：走"填洞洞"的方法、使用 rtf 的方法全都不行。

遇到困难就停下来讨论是吴伟斌这个团队最大的优点。经过近一年的接触，大家相互之间更加了解和信任，也逐步对我们要实现的编辑器的模样有了统一认知：开发一个类似 Word 界面的"所见即所得的电子病历编辑器"，对于医生来说是最容易上手的，也是他们最为渴望的。

问题出在哪里？项目组所有人几乎都心知肚明了。

当陈联忠勇敢地捅破这张纸，提出"放弃所有现成的东西，只剩下一条路：

从键盘消息处理开始，完全自己开发"时，在场的所有人几乎都同时冒出这样一个疑问："天哪，你要一个人搞定一个 Word 简版？"吴院长直接向我发问："你能行吗？"

因为已无任何退路，陈连忠果敢回答："应该行，不过需要给我至少半年以上的时间。"

"好！争取 2012 年年底产品上线！"吴院长的一句话，干脆利落，也代表着一份信任。

毫无疑问，重担又落到陈联忠身上。他背负着整个项目组的希望，自知责任重大，开始不断查找字处理软件相关资料。唯一能够参考的字处理软件开发思路就是各种 UNIX 下的开源软件。不得不佩服这些开源软件，即使是源代码，也和天书一样，何况要把纯 C 语言编写的一些代码理解清楚并使用 Visual C++ 重新做面向对象的编程封装挪到 Windows 中的控件。在连续几个月的代码分析后，得出的结论是：虽然这些开源软件能够实现一些字处理功能，但是大部分都不支持中文，更不用说支持上述电子病历系统要求的特殊功能了。结论是，只能借鉴其思路，在病历版式描述上可以采用 rtf 语法格式，所有的软件都必须全部自己编写。

年轻就是最大的资本，没日没夜地工作了 7 个月，硬是一行一行地用 VC 代码抠出了一个类似 Word 的编辑器，并且实现了上述要求的大部分功能。

当把最近的结果拿到系统上展示时，原以为大功告成，心情无比兴奋。没想到，把编好的软件拿到医生工作站上整合时，系统却崩溃了，原来这 7 个月我们一直用 Debug 模式编辑和调试，现在转为 Release 模式系统就崩溃了。我们又傻眼了。大家都知道 Release 模式根本就没法跟踪，只能在代码中插入各种消息弹出框。这件事情虽说是个致命打击，但是大家也都看到了希望。

解决这个致命问题，又整整用了 4 个月时间。那天，陈联忠走出实验室，好好痛饮了一顿，11 个月压力的感觉无从表达，今天彻底释放了。

时光又回到 2002 年 12 月 31 日，是一个值得纪念的日子，新型电子病历系统终于在广州军区总医院心血管内科和妇产科开始试用。

编辑器操作上的一些特殊功能也提上日程，例如，除了具有各种基本的文字编辑功能外，还要插入和处理图形和表格；病人的基本信息能自动填充到模板，避免手工录入；屏蔽外部文件的复制；行保护；病历中的疾病诊断部分只能通过程序修改，以保证病历显示的内容和数据库存储的一致；三级检诊痕迹保留；提供特殊打印功能，如重打、续打、选页打印和整洁打印（打印时需要屏蔽修改过的记录，使文件版面整洁清晰）等。核心问题解决之后，这些功能的实现，仅是工作量的问题。

给这个编辑器起个什么名称呢？我们觉得它属于电子病历（Electronic Patient Record，EPR），名称里应该有 EPR，它又是个书写器，英文里书写器的通称是 Pad，所以组合起来的名称就叫 EPRPad。在整个电子病历系统里它还属于一个控件，不能称为子系统。

意外收获

EPRPad 控件是国内第一版电子病历专用编辑器，它给业内展现了电子病历专用编辑器的形态和功能，为业内发展电子病历编辑器树立了风向标。

从 2008 年开始，随着知识产权保护的兴起，微软公司开始到各医院检查使用的 Word 是否为正版，不少机构都遭到起诉和赔偿。这时，我们感到了另外一种欣慰，自主研发的电子病历编辑器还解决了我国电子病历系统中"Word"的版权问题，这是意外收获。

（任连仲、陈联忠、田燕共同执笔）

关键环节派重兵值守

在观看战斗故事片时我们常常看到，在攻克敌方堡垒或突破敌人包围时，指挥员都要选派"尖刀连"这样的队伍冲在最前面；在撤出战斗、需要掩护撤退时又要选派最为精干的分队负责断后。金一南教授在一篇文章中曾讲过，当年的朱德将军，南昌起义后被迫南下时，是他带领部队冲在最前边，而南下过程中遭到敌人大军追击时又是他在后边负责掩护。学其思想，我想到，开发"军字一号"医院信息系统，我们也应该学习这种用兵法则，把最得力的干将用到最关键环节上。

在"哈军工"上学时，军事课上教员的一句话也给我留下了深刻印象："战斗打响之后，前线指挥员必须实施不间断的组织协同，对战斗结合部更需格外关注，要及时组织协同"。一个大的信息系统研发展开之后也需要运用这一法则。

"军字一号"工程研发工作启动之初，依据当时需要，整个研发团队被拉到北京西郊一个山沟里，讨论并敲定了系统的整体架构、功能划分、互联模式、开发规范、文档规范，以及各分系统和子系统的人员分工。回到室里，整个团队便热火朝天地大干起来，可以说整个研发的战斗已经全面打响。

这个时候，作为项目的一线组织者之一，我并没有一点点的放松，需要进一步考虑组织协调和人力安排中的种种问题。当时我想到以下几个重要部位和关键环节需要认真对待。

一是，系统的数据结构（包括基础数据字典）设计。这是信息系统的"底盘"，是信息系统的基石，它关系到系统目标的完整实现，关系到系统运行效率高低，关系到系统可扩充性如何，关系到系统生命周期的长短。这一部分的设计把关还有这样一个特点：整个数据库结构表，不可能一蹴而就，各个功能子系统设计时一定还会有各自的要求，这就需要有一个人充分理解目标要求、综合全局、做出一个初步设计，当各个功能模块设计再陆续提出新的要求时，又需要持续不断地综合研究、补充和优化，直到整个应用系统研制完成。这项工作，既是一项基础设计，又包含"战斗结合部"的协同。这项工作，必须由一个既熟悉数据库原理和使用，又熟悉整个医院业务、深刻理解本信息系统的理念和目标且思考和处理问题细致严谨的人担当和掌控。

二是，**应用软件实现的质量监控**。尽管我们立下了这样一条规矩——每个分系统和子系统的需求分析和概要设计都需经过集体讨论审核，尽管实现的工具已经统一，尽管已经制定出设计文档规范和软件开发规范，尽管开发规范中明确了每个模块在交给终测之前必须先经过自己测试，但是，当众多模块研发并行展开时，定会出现这样的情况：一是不能设想每个人对规范都理解得那么清楚；二是不能指望每个人对 C/S 模式的特点都理解得都那么透彻；三是软件开发过程中都有可能走弯路；还有，每个人都可能有设计思路和实现方法的创新。这个时候，最需要有一个人能够对所有模块的软件设计实时地进行监察，发现问题，也发现创新，及时解决，及时交流。这是一项兼有"白盒测试"但比"白盒测试"还要重得多的任务。

说到软件开发的监察，当时业内已经有过这样的教训：一个起步较早的团队在研发一套与我们的系统规模大体相当的信息系统时，系统的需求分析写得很好，总体设计水平也很高，但就是在软件编制过程中，由于种种原因没有安排专人监察，缺少质量管控，以致系统上线时出现了若干本该在线下予以解决的问题，造成试用周期大大延长、软件修改太多。这个教训也给我们敲了一个警钟。

三是，**业务模型较为复杂的系统需要加强力量**。门急诊系统、住院管理系统、病区管理系统、药品和器械管理等系统，都有现成的业务系统可供参照，唯独卫生经济管理这一块，既是医院财源的主体，但又被迫与医院财务管理隔开，此时的整个卫生经济业务管理不应该只解决计价收费问题，而应该全面考虑整个医院的卫生经济管理，它的业务模型需要在全面分析的基础上认真地进行综合规划。这套系统的设计是一项复杂的带有开拓性的工作。

以上任务必须选派对医院业务熟悉面宽、技术全面且作风严谨的干将担当。薛万国虽然年轻（刚满 30 岁），但他经过本院的第一代和第二代应用系统的研发和运用，不仅技术比较全面，对医院各项业务也相当熟悉，而且做事严谨，来到医院以后，两年之内，在没有人辅导、没给准备时间的情况下，分别考取了国家级的"高级程序员"和"系统分析员"资格，如果把前述第一、第二两项任务交由他来担当将最为合适。

杨秀合来院时间虽然较短，但他的系统分析能力和综合能力较强，每每交给一项任务时，他从不就事论事，而是对任务和与任务相关的情况先进行全面分析之后才综合出整体方案，他也是在来到医院不足两年的时间就独自考取了国家级的"系统分析员"资格，指派他来担任第三项任务将比较合适。

在团队中做人力安排，远不是一些人想象的把人员选好之后指定其承担就算了事这么简单。这个团队，人员虽然不多，从事软件研发的总共不过 10 个人，可他们几乎都是同等学力、都是出自名校的同龄人，安排任务分工时，弄不好就会产生"重此轻彼"的埋怨，就可能影响到大家的工作情绪，作为组织者还必须在人力安排上做某种平衡，做出说明和解释，必要时还得行"中庸之道"。

以后的事实证明，上述这个安排是正确的，总的效果也是很好的，两位同志任务完成得都很出色。这么多用户的使用、这么长时间的实践证明，"军字一号"工程的数据结构（包括数据字典）受到了几乎所有用户的欢迎，得到了同行们的交口称赞。特别是薛万国同志在考虑数据结构时，一并综合给出了一个以病人为中心的"病人信息模型"，这套模型对后来的系统发展、对系统的生命力有着巨大影响，使这套系统能够顺利跨过"医疗费用管理"和"电子病历系统建立"两个发展阶段。因为这套系统的数据结构是公开的，我们还发现，它已被若干其他同类系统参考或者采纳。至今，在我走访过的用户中，很多人都呼吁："不管再上什么样的新版本，都希望原有的数据结构优势不要丢失。"

几乎所有应用这套信息系统的医院都将原来的"收费处"、负责核算奖金的"改革办"等与卫生经济有关而又互不相连的一堆机构综合为"卫生经济管理科"一个机构，就是由"军字一号"系统中"卫生经济管理"系统的设计和应用引发而来的。尽管很多家医院对原有的"成本核算"和"绩效考核"做了进一步优化，做出了更符合各家实际的版本，但基本上还都应用原有的"卫生经济管理"这套基础架构。

"军字一号"医院信息系统之所以有这么长的生命力，与这套基础架构设计严谨实用，既满足当前需要，又尽可能考虑了发展的需要有直接关系，与符合实际需要的"卫生经济管理"业务模型设计有直接关系。

"军字一号"医院信息系统的多数模块也都做得很好，说明我们这个团队的所有同志都是很优秀的，这里单独讲述这几项任务的人力安排，只是想重复前人反复强调过的两个道理：一个是要"知人善任"的道理；二是作为前线指挥员，"在战斗打响之后必须不间断地组织协同"，以减少前进过程中的失误并及时发现创新的道理。

（任连仲　执笔）

系统设计，一诺千金
——讲述"应用系统与操作系统无关"的提出及其价值

1998 年某天下午，在北京医院，安捷伦公司负责医院信息系统销售的李伟先生（在中国惠普公司期间，是"军惠医院信息系统"研制的主要参与者，后转到安捷伦公司，军惠医院信息系统的销售也随之带到安捷伦公司）还在与医院谈判，经协商，北京医院已经同意购买"军惠医院信息系统"，换掉其原有系统，但是一个先决条件是：这个系统必须能够移植到 IBM 公司的服务器主机上，让该院原有的两台 RS6000 服务器能够继续使用。

李伟先生的意思是，现在就签合同，可以一边做移植准备，一边做移植实验，争取时间。但医院不同意，坚持必须等到实验成功之后才能签。

事情有些偶然，恰好我也在他们的谈判现场。对于北京医院提出的这一条件我心中有底，便插话说："应该没有问题，一定能够移植上去。"

李伟先生便接过我的话说："既然任主任说没有问题，那就可以签合同了吧？"

"不行！必须先移植上去，让我们看到真的能够运行了，合同才能签订。"北京医院信息中心杨主任斩钉截铁地依然坚持。

"可否这样，给我们一个星期的时间，我相信一定能够移植上去，现在你们可以签合同，以便双方早做工程实施准备。"我大胆地代表 301 医院计算机室这样补充道。

"不行，这是先决条件，必须真正移植上去之后我们才能认可，才能签合同。"杨主任不容分辩。

作为同行，我非常理解杨主任这种负责精神。我认为杨主任的坚持是正确的，确保医院宝贵的 IT 资产能够继续发挥作用，这是一种应有的责任担当。

看到甲方这样坚持，乙方急于"建功"但又无奈。

杨主任为什么这样坚持呢？原来是这样：北京医院更换信息系统的事已经酝酿许久，此前，曾经有过这样的教训：一家做 HIS 的公司，曾经满怀信心地答应过医院提出的条件，可是实验了许久，仍然没能移植上去。双方费了不少时间和人力，最后不得不将合同终止。

看到此景，尽管我不是乙方，尽管合同签订与否和我没有直接关系，但作为"军惠医院信息系统"的研制者之一，总觉得保护用户的原有投资是一种责任。既然人家对我们的成果在整体功能上已经完全认可，而且诸多合同条款均已达成共识，仅仅剩下这样一个要求，即对医院已有的机器、而且是能力相当强的机器继续在新系统中使用，这是一个完全合理的要求，碰到谁都会坚持这一要求。作为信息系统的研制者和供应者，对这一要求应该给予满足。

凭借这样一种责任感，也凭借一种信心，我就大胆地做出了上述承诺。

信心来自哪里呢？记得当初研制"军字一号"（也被称为"军惠医院信息系统"）时，作为系统的主要设计者之一的薛万国同志曾经说过这样一句话："要让我们的信息系统与主机操作系统无关"。薛万国同志做事是极其认真的，所以我有这么一种信心。

当时，尽管我已经退休，尽管我已不再是 301 医院计算机室的主任，我还是壮大胆子当即拿起电话拨通了我们计算机室的电话："请立即派人，带上我们制作好的光盘，前来北京医院，把我们的信息系统装进 RS6000。"这已完全超出一个已经退休的不在编人员的权限，下达了这一"指令"。

301 医院计算机室的同志，干起事来就有这样一种精神：对于需要做的事情，从不讲任何条件，招之即来。薛万国、刘志敏两位同志，带上系统的光盘，乘坐地铁，一个小时到达北京医院。用了不足一个小时的时间，从系统安装到各种系统功能检验，在 IBM 的 RS6000 主服务器上，一切都"OK"了。

"让信息系统与操作系统无关"仅仅是一句话，可这句话多么关键，价值有多么大！它不仅为销售商增加了很多订单，更为重要的是，它能使众多用户继续使用已有的设备。仅从这一点可以看出，一个站得高、看得远、全面考虑到各方利益的高水平的总体设计多么重要。

　　作为一个应用系统设计师，在设计时能够想到：这个信息系统不是专用的，它要大面积推广，在推广过程中不可能也不应该让所有用户把原有的信息系统全部放弃，不可能也不应该让用户扔掉原有的而且是已经使用习惯了的设备，也不应该给现场实施的工程师带来更多的麻烦，而这一设计思想直接反映出的利益更是扩大了系统的市场范围，保护了用户已有投资，降低了工程实施成本。这种种利益的背后，反映出的最主要的不是设计师在技术方面的某种天赋，而是一种责任心。

　　说到"让信息系统与操作系统无关"涉及的技术问题，实际上就是：要求所有的应用软件，在编程实现过程中不允许使用操作系统中的任何工具，必须放弃操作系统提供的种种方便。这实际上又是为了用户利益的最大化、供应商和服务商利益的最大化，由此而带来的困难和不便完全由自己消化，作为应用系统的设计师，这是一种责任心，是 IT 人的可贵修养。

（任连仲　执笔）

开放数据结构带来的好处多多

在"军字一号"医院信息系统第一期推广学习班即将开学之前，在研发团队内部发生了一场激烈争论。争论什么呢？

研发团队为学习班的学员们已经准备好各种必要的学习材料，除了系统设计说明、各分/子系统设计讲稿之外，还提供了系统安装手册、用户使用操作说明等资料。有人提出，系统的《数据结构手册》使用说明是否一并提供，对此发生了争论。

主张不提供的人认为，全套数据结构（包括数据字典结构及相应的数据字典）是本系统的核心之一，也是重要的知识产权，如果全面公开，就等于把系统的核心内容公之于众，系统的设计思想、信息模型、基础数据乃至功能结构，内行人将一目了然，这极不利于系统优势地位的保持。持这种意见的同志坚决主张这份材料不能无条件提供。

主张一并提供的人也有他们的理由，主要是：①我们的系统不仅在大中城市、在交通发达的地区使用，还将在边远贫困地区使用，在服务机制尚不健全的情况下，必须培育用户的自维、自控乃至自己可以进行"客户化"的能力，既然要让他们通过学习掌握、运行和管理这个系统，数据结构是最为重要的基础材料，需要提供。②系统中提供的信息查询（如"综合查询"子系统）内容，只是最基本的、常规的报表类信息，用户在使用中一定会有新的查询统计要求，一定还要从数据库中提取更多的信息，要让用户能够扩展这方面的应用，必须提供带有详细说明的《数据结构手册》。③我们当前设计出来的应用功能仅仅是医院当前急需的、最基本的功能，大面积推广之后，有能力的用户一定会在此基础上依据自己的需求扩展新的功能。做应用扩展设计时，数据结构是最基本的参考依据，从这一需求出发，也需要提供这套《数据结构手册》。④尽管我们的系统设计师们，在系统设计时尽力考虑了使用者当前和潜在的需求，可是人的认识能力和预见能力毕竟有限，使用者在应用发展中，除了一般的功能扩展之外，有可能要对系统做某些重大改进，如果别人对系统的基石都搞不清楚，改造将无从着手，到那时，必将迫使别人放弃我们的系统，另寻他路。所以，为了尽可能地维系系统的生命，也尽可能降低用户的损失，将系统的《数据结构手册》一并提交给用户也是值得的。⑤既然为使系统产生尽可能规范的数据，在数据字典设计时我们花了那么多工夫收集和规范了各种术语和词条，在各家用户需要进一步增加基础数据时，同样也希望他们遵照我们的规范进行，以保证数据的规范性，因而，我们不仅需要提供数据字典及其结构说明，而且还需要一并提供一套数据字典维护工具。

经过这样一番热烈讨论，最终，同志们从系统推广应用的整体目标出发，从全局利益出发，一致同意按后一种意见办理，于是，我们的刘海一主任便将整个数据结构及其说明、整个基础数据字典及其维护工具，与各种应用软件、安装说明、使用说明、系统运维管理软件等一起打包，刻录在一张光盘上，提供给用户。

下图为截取的数据结构手册首页。

军卫 1 号 医院信息系统
数据结构手册

编写更新记录：

版本号	作者日期	评审者日期	批准者日期	说明
1.0.0 第 4 稿	薛万国 1996.6.24			由各分系统负责人设计，薛万国修改、审核、定稿
1.0.0 第 5 稿	薛万国 1996.8.22			
1.0.0 第 6 稿	薛万国 1996.10.10			
1.0.0 第 7 稿	薛万国 1997.05.23			
1.0.0 第 8 稿	薛万国 1997.09.04			
1.0.0 第 9 稿	薛万国 1998.03.25			
1.0.0 第 10 稿	薛万国 1998.06.24			
1.0.0 第 11 稿	薛万国 1999.07.16			
1.0.0 第 12 稿	薛万国 2000.10.16			修改药品、门诊病人管理结构，增医生站设备、输血管理结构
1.0.0 第 13 稿	薛万国 2001.05.23			修改医嘱、病案流通、药品结构
1.0.0 第 14 稿	薛万国 2009.06.23			修改医嘱、病案流通、药品结构

这一举措虽然造成过若干盗版系统的出现，在中关村大街上曾出现过"军字一号"一张光盘 50 万元的不法行为，但公开数据结构这一举措带来的整体利益与盗版造成的损失相比，后者是可以忽略的。

提供这份资料，交出的并非一项独立的技术，也不是系统中的某项功能，仅仅是推广应用时的一项举措，但它为随后的使用方便、扩展应用，为系统的长久生存起到了关键性的作用。经过 20 年的检验，我们欣喜地看到：

✦ 在这一数据结构的支持下，众多用户挖掘出很多有价值的信息，有力地支持着各项管理决策、医疗质量管理、卫生经济管理以及医护人员的绩效管理，时任第 98 医院信息科主任的韩雄同志还在这个数据结构基础上做出了广受欢迎的、几乎是想要什么就能得到什么的"医线通"信息查询应用系统。

✦ 在这一数据结构的支持下，各个用户在系统原有功能基础上，大都比较顺利地扩展了很多新的功能，使这一虽属健壮但枝杈不全的年轻种苗成长为参天大树；正是在这一数据结构的支持下，使这一信息系统比较顺利地跨过了"电子病历系统"建设这一重要台阶，而且还在发展壮大着。正像有人打比方说的："这个系统，在它原有建筑基础上加盖了若干外围建筑，又往上加盖了几层，至今，还看不出再加多少层会把它压垮。"

✦ 由于这一举措，让使用者更容易理解整个系统的设计思路，更容易掌握整个系统，更易于培养使用者的自控能力和自维能力，有利于知识转移，从而也就容易理解为什么这套系统在那些异常偏远、不容易获得服务支持的医院里还都一直坚挺地运行着、继续服务着。

✦ 我们还陆续得知，业内多家企业移植或参考了这套系统的基础架构、数据结构和数据字典，在此基础上开发出了新的系统。时至今日，原设计团队知道这些情况时，都为此感到欣慰和高兴。

（任连仲 执笔）

"军字一号"（普及版）二三事

——嘉兴妇幼保健院实施"军字一号"（普及版）的故事

毕业不久来到嘉兴市妇幼保健院，那时，我们医院的计算机应用还基本空白，可院长运用新技术的意识很强，便带领我们到外边去参观学习。

到大上海参观

到了上海，看到有的大医院开始使用计算机收费了，觉得不得了。还记得，在新华医院，见到一位姑娘周边围着一堆小伙子，正对着计算机与她讨论着什么，当时我真羡慕得不得了。后来才得知，那位姑娘就是现在上海滩大名鼎鼎的孟丽莉主任。院长对我们说，你们在上海多学学，多看看。

我们铭记院长的教导，在上海待了一个星期。我们除了去新华医院之外，还去了其他几家医院，发现大多数还都是人工收费。

回到医院我就在想，还有哪些单位应用了计算机呢？说来也巧，我从工作开始就订阅了《计算机世界》，一天，我意外地发现该报上登了一篇关于医疗方面的计算机应用文章，近乎一个版面都是介绍军队医院计算机应用的，98 医院信息化情况介绍得最为详细。我拿着这张报纸找到当时我的主管领导说："我们应该去湖州 98 医院看看"。我的领导很支持，"好呀，你先去联系联系，然后我们去参观一下。"当时我有点傻眼，人地两生，一个人都不认识，那地方我也没去过，这可怎么办？但领导交代的任务也不能不做吧。

在 98 医院的感受

我买了张去往湖州的汽车票就出发了。当时哪有高速公路呀，道路环境真的很糟糕，有好长一段泥巴路，颠啊颠啊总算到了湖州。一路问一路打听，终于找到了 98 医院。到了大门口我问计算机室在哪里，人家指给我说在那幢小楼里。

进到楼里我就愣头愣脑地问一个战士："我可不可以参观一下你们的计算机应用？"这位战士往里边通报过后，一会儿从楼上下来一个穿军装的人，他问我："你是从哪里来的？"我说，"从嘉兴过来，在报纸上看到介绍，想来你们医院参观一下。"他又问："是谁让你来的？"话还没说完，他就被门口进来的另外一伙人给叫走了。让我一个人在一边傻傻地等着。

这时，只见几个穿军装的人上上下下，忙活得不可开交，可就是没有人理睬我，我也不认识任何人，我心里直嘀咕，他们是让我看还是不让我看呀？来来往往的人怎么这么多，我又充满了好奇，难道他们都是来参观学习的吗？

大概过了两个小时吧，刚才和我说话的那位军人又出现了，他从楼上走下来，突然看到我说："哎呀！你还在这里没走啊！"我说："不知道让不让我参观啊？""好，跟我来，带你看看"。当时的我并不知道，这个帅气逼人的军人就是韩雄主任。

不看不知道，一看吓一跳。

我自认为从小跟随父亲走南闯北见过大世面，对当时计算机的应用我也领教过一点，如四通的打印技术，还在成都参加过"用友"的席卷全国财务系统的如火如荼的应用培训；在上海参观也领教了一二，可是,在浙江湖州这个小地方，却让我如此眼花缭乱。

跟在韩主任后边，只见住院收费处一排排的惠普电脑，收费员轻敲键盘，收费单据就随着 EPSON 打印机吱吱啦啦的声响打印了出来，单据非常漂亮，药费、治疗费、检查费，等等,一目了然。再往里走，门诊医生用上了"门诊医生站"，住院医生用上了"住院医生站"，病区护士用上了"护士工作站"，而且这些工作站都与收费计算机相联，和临床药房、门诊药房相联，全院的计算机已经一气呵成地联成网了。

真是名不虚传，让我大开眼界。经过进一步询问得知，这一项项计算机应用，全都是 98 医院在韩主任带领下自己开发出来的！真是太厉害了！

要知道，当时想联个网，在嘉兴当地没有一家公司会做，大家都不知道这新潮的技术怎么应用，那个时候，就连打个外线电话都是件非常不容易的事情，不要说在医院里全院联网了，而在湖州这个比嘉兴的交通还不便利的地方，也可以说更为闭塞的地方，却诞生了"军字一号"医院信息系统普及版。这在当时，说是开天辟地也好，说是颠覆创新也好，我一时半会儿搜肠刮肚也想不出更好的词语来表达我的感受。这感受如同我 6 岁时第一次到北京故宫见到那里的雕梁画栋时的惊奇和叹为观止一样。我体会到，人生需要多体验，需要到别的单位多走走、多看看，找到令你惊喜的一面。

从这以后，我和我们的书记几次去湖州 98 医院学习取经，终于有一天，我们医院成了"军字一号"（普及版）的推广应用单位，而且是第一个非军队用户。

接下来便是在我们医院的系统移植、工程实施、开展各项应用。

自己动手布线

综合布线是个技术活，也是个力气活。说干就干，韩雄主任下令布线开始。让我没有料到的是，这一为信息系统铺路之活竟然是 98 医院计算机室同志们自己设计、自己主持实施。

当时我院的主楼是一幢 12 层的建筑，所有通信线路都要走管道间，这里的环境臭气熏天不说，还常常漏水。工程师们在管道间里爬上爬下，把网线套上 PVC 管，以免被动物咬断。从这开始，我学会了看图纸、做面板以及做网线接头。"师傅"常常命令我做个网线接头，此前觉得这个活很神秘，跟着一块干了一阵才得知，其实就是把双绞线的 4 对 8 芯网线按一定的规则制作到 RJ-45 的水晶头里，所需材料为双绞线和 RJ-45 的水晶头，使用的工具为一把专用的网线钳。刚开始时，不知用多大的力才好，要么是劲用大了，把胶皮剪掉过多，伤了里边的铜线；要么是劲用小了，网线的水晶头压不下去，"师傅"狠批我一顿。后来，慢慢熟了，我做的网线头过关了，不但美观而且结实。

南方的雨季是很漫长的，且常有雷电发生，这对空中的架线来说是个考验。后来，经过优化，将架空联结的部分改用光纤才算解决了这个当时被认为是老大难的问题。

干完布线之后我觉得我们很多年轻人眼高手低，想当然地认为这活儿简单，干起来却不一定能做到得心应手。我认为，年轻时还是要多动手、多实践，艺不压身，布线、架线、制作接头，等等，亲自干过之后，在遇到问题时才会快捷地找出问题所在，更准确地判断出某些网络故障。

再后来，听说教会我布线的那位"师傅"转业后被银行网罗了去，就是因为他布得一手好线。

展开群众性学习

信息化建设在医疗机构内部其实是一场"群众运动"，需要全院上上下下总动员，调动医护人员以及管理人员的积极性才能让系统发挥出更大的作用。韩雄主任一上来就成立了信息化领导小组，把我们的信息化队伍构建起来，并且一下子形成了一股学习计算机应用的热潮，不仅学习系统的功能，很多人还开始学习五笔字型和汉语拼音。南方人发音不准，还有一些医生根本没学过汉语拼音，培训时她（他）们的那种认真劲啊，都不知道怎么来形容才好。晚上培训的时候，我们眼皮都打架了，她（他）们还不肯走，练得那叫个欢快。

有一段时间我们的药库主任和财务科长成天围着韩主任，只要韩主任一到，她们两个就开始"进攻"，问个不停，她们特别想做到"账物相符"，这是在人工阶段无法做到、也做不好的一件困难事。令我没曾想到的是，韩主任对财账、物账和信息系统之间的关系特别熟悉，管理部门提出的种种问题，在他那里都得到了满意的解答。

我感觉到，"军字一号"（普及版）最精髓的地方是系统的架构好，顶层设计得好，使用者提出新的需求，系统大都能够给予解决。

协调各方用好系统

韩主任的气场特别大，他能轻松调动医院各方资源和各个科室的积极性，这个能力很多主任并不具备。这种工作的气场让韩主任与众不同，和他一起建设系统，什么事情都是小菜一碟，再大的困难都是过眼云烟，他嘴里常挂着的一句话是"办法总比困难多"。当然，你可千万别把他给惹急了，他眼睛瞪起来，说起话来我们可是一句也听不懂，好在听不懂也就不知道是不是在骂我们。我们大家都知道的是，这个韩主任不一般，在他的带领下，三下五除二地就把系统建立起来，开始正常运转了。

系统建立时，也遇到过不少麻烦事，我们和韩主任的团队一起，都一一解决了。举个例子，医院分配奖金，如果分错了，就会马上被发现，科室的人就会马上"跳脚"，所以对系统中的业绩数据、财和物的数据要求特别高，要求精准。这个精准的基础是科室核算要到位、要准确。当初医院里面有些项目（科目），这个科室可以收，那个科室也可以收，收支不唯一，代码不唯一，结果就会导致数据不准，而财务人员又成天恨不得能用一张表解决全部的奖金分配。韩主任以及他的团队，在数据规范和编码方面，特别是在这张与奖金挂钩的业绩表格上，下了不少苦工夫。他的目标是想方设法要让医院的管理者清楚地知道"家底"，管好账，做好"家长"。这张表后来成了 HIS 界一直被模仿但从未被超越的独树一帜的样本。

我的几点感悟

我很幸运找到了"军字一号"（普及版）信息系统，但更令我佩服的是，在湖州这个小地方，资源匮乏，交通不便，人才短缺，可是韩雄主任在先天不足的条件下引领出的一支医疗信息化队伍却如此强悍，做成了许多资源更为丰富、条件更为优越、更容易出成果的大医院没有做成的事情。这真是，对于成功，环境因素从不是绝对的，人的精神才是最根本的。

　　不管是在过去，现在，还是未来，韩雄主任的这种变劣势为优势，不畏艰难，创造条件，以少胜多，以弱胜强的"兵法"值得所有信息人学习和借鉴。他是把"兵法"活学活用到医疗信息化的"鼻祖"级人物。

（嘉兴市妇幼保健医院　陆菲）

扩展系统应用
——科学谋划，创新发展

君子务本，本立而道生。

——《论语》

先谋后事者昌，先事后谋者亡。

——唐代文人 马总《意林》

生活从不眷顾因循守旧、满足现状者，而将更多机遇留给勇于和善于改革创新的人们。在新一轮全球增长面前，惟改革者进，惟创新者强，惟改革创新者胜。

——习近平在北京 APEC 会议上的讲话

借助"军字一号"实现"三级跳"

——251 医院借助信息化实行改革的故事

地处环京津贫困带的张家口地区的 251 医院，怎么从一个年收入只有 3300 万元，在 3 年的时间里就从当地排行老三的位置一跃成为老大，接下来又成为我国第一批数字化医院的典型？而后，又怎么一个接一个地送出多位优秀院长和信息化建设精英？这里边必有深层的哲理值得品味，必有很多精彩故事可供欣赏。

1998 年 4 月，44 岁的陈恒年走马上任，被提为 251 医院院长。这时，院内的老同志向他提出这样的问题："小陈，你用什么办法让 251 再上一个台阶？"此前，张北地震时，251 医院因为抢险救灾冲在最前边，被中央军委授予集体二等功，老同志们认为这已经是 251 医院的顶峰，老同志们向陈院长提出这样的问题也很自然。可这一问题对陈院长来说既是一个尖锐的挑战，又恰恰击中了他思想中的要害。

以信息化支持改革

如何有新的发展和突破？他琢磨来琢磨去，结论是：只有坚持不断改革，才可能有新的发展。陈院长医生出身，在医院摸爬滚打近 20 年，他理解医院的管理无外三大方面：人的管理、医疗业务管理、财和物的管理。医疗业务管理需要倚仗信息系统，财和物的管理没有信息化将不可能做到精和细，人的管理离不开绩效考评，而绩效考评更离不开数据支持，因此，他归纳出这样一条路线：必须运用信息技术协助实施各项改革和创新，必须通过信息化实行人、财、物的精细化管理，从整体上提高医院的效率和效益，进而提升医院的竞争力，扩大影响力。

就在这个时候，总后勤部卫生部即将推广"军字一号"医院信息系统，他认为这是一个好机会，不能放过，必须努力争取列入第一批试点。

经过努力争取，参加"军字一号"应用试点的愿望实现了，可在当时的 251 医院推行信息化建设远不如他想象的那么容易，一上来就遇到了来自诸多方面的阻力：有来自利益分配方面的阻力，你堵住了各种"小自由"，人家当然不高兴；有来自习惯势力的阻力，已经熟悉的手工作业，有人不愿意改变；还有来自信息系统主管人员不愿放弃原有作品而将"军字一号"说成"尚不成熟"的阻力。

陈院长是一个敢想敢干的人，面对诸多方面的阻力，他制定了三大措施：挑选得力助手；选好突破口；组成三结合的班子，推动信息化建设。

说到助手，参加"军字一号"学习班的那位同志认为"军字一号"医院信息系统尚不成熟，现在不能上。成熟不成熟？陈院长随即决定组团到先行一步的 150 医院去看。然后，陈院长问这位同志：我们期望的××项功能有没有？能否应用？这位同志的回答是，要么是没有，要么是尚不成熟。陈院长又将刚毕业不久的苏小刚叫来询问，小苏的回答却很干脆：有，而且可用。小苏虽然没有参加"军字一号"学习班，但他花了时间熟悉过这套系统，到 150 医院参观他也去了。当时总后勤部卫生部信息中心宁义主任也在 251 医院，他告诉陈院长，苏小刚的回答是属实的。这时，陈院长暗中有了打算：把苏小刚用起来，再把热心信息化的李华才的作用也发挥出来，把原来主管计算机应用的那位同志派往器械科。为了组建得力的信息化建设班子，陈院长的意见曾多次提交院党委会研究讨论。

深入一线寻找突破口

信息化建设的技术班子解决了，下一步是选择突破口，陈院长准备自己亲临一线去摸个究竟，也是为后续全面开展工作掌握话语权。

突破口选在哪里呢？他想起心中一直存在着的一个疑问：为什么我们药品收回的钱总是抵不上花出去的钱呢？深入一线，就从药剂科入手。

深入药剂科是需要一点魄力的，当时院里流传着这样一句话："一个药剂科长就是半个院长"。事实也差不多就是这样，从一件事可以看出个大概：过去，院长想用一下"大哥大"（手机）还得向药剂科主任去借。

他带上平时就熟悉药剂科那个单体计算机的苏小刚，揪掉座机电话线，关上办公室，甩掉各种杂事，一头扎进药剂科。

在进入药剂科之前，陈院长了解了"军字一号"药品管理系统是按照"抓住两头、定期盘点"的思路设计的。在苏小刚的配合下先统计出全年的药品财务支出，再计算出全年的药品收入，从而计算出价格加成后的应得，进一步考虑到紧急救助药品储备以及病区常备药品等价值总量，然后列出计算公式，将上述各项基数代入进行计算，进而再核查库存，并与账本进行核对。

在药剂科的"蹲点"，使他看到了药品管理上的一个个"大洞"和"小洞"，更看出了用信息技术改善管理、提升效益的巨大空间。

通过这次蹲点，陈院长不仅对药品管理摸出了究竟，还提出了一套更为精细化管理的模式：从一级药库、临床药房直到病区小药柜都要管理好，实现药品的三级管理。

果不其然，"军字一号"药品管理系统实施的第一年，医院减少"跑冒滴漏"150余万元，这在当时绝对是个不小的数字。

依托信息化推动全面发展

经过这样一个蹲点体验，陈院长有了足够的底气，有了足够的说理数据，当然，他更深感运用信息管理的必要。接着便以提升效益和效率为主线，全面推进"军字一号"的应用，而且在推进中不断提出改革措施，对信息系统功能不断提出新的要求。两年过后，不仅"军字一号"系统原有功能得到全面应用，在总后勤部卫生部、系统原创单位 301 医院以及刚刚成长起来的企业的支持下，陆续开发出了很多新的系统。新的门急诊系统用起来了，新版成本核算用起来了，全面的绩效考评用起来了……各项改革措施与信息技术应用相互促进、相互依托，整个医院迅速变得生机勃勃，病区床位由原来每天空 250 张一下子变得需要加床 250 张，医院的整体效益连年都以 40%～50%的速度递增，很多医院、包括北京协和医院等接连不断地来到这里参观取经。1999 年 2 月，北京军区决定，干脆就在这里召开一个"军字一号"应用现场交流会。到会人员不仅来自北京军区所属医院，各军区卫生部、其他军区的医院、军医大学附属医院的人也都来了。这次现场交流会，事实上变成了全军"军字一号"第一次现场交流大会。

到 2003 年，251 医院向河北省科技厅申报"医院信息系统应用成果奖"，我被邀请参与成果鉴定，到会的还有张家口几所大医院的院长。会议期间，我询问了一位当地大医院的院长："我知道，3 年以前，我们 251 医院在你们这个地区排名比较靠后，大概是老三吧，现在它到达什么地位了？"那位院长告诉我："那个时候确实如你所说，它不如我们，排在我们后边，可现在情况变过来了，它冲到前边了，已经跃升为地区老大了！"

251 医院信息化建设成就家喻户晓，各大媒体也报道过很多，但有一点大家还不知道，那就是他们在推进信息化建设时的一种组织模式：组成一个"三结合"的工作班子，经常讨论研究信息化建设。参加这个班子的有管理人员、科主任、医生、护士以及技术人员。用陈院长的话说："前几类人员的缺点是总钻死理儿，优点是熟悉各种业务环节，这些人能够提出需要解决什么问题、解决成什么样子，这些希望和要求汇集起来由技术人员拿出实现方案初稿，再经过共同讨论，形成实施方案。"就这样持续互动地推进，到后来，就如继任的王景明院长在学术报告会上所讲"信息化已经成为 251 医院的核心竞争力"。

成为培育信息化英才的摇篮

251 医院健壮成长的同时，它还培育出了一批优秀的医院管理干部和多名信息化精英。值得提及的有：

陈恒年院长后来晋升为北京军区后勤部卫生部部长；

王景明继任陈院长，不仅在 251 医院借助信息化推进改革，功绩显赫，退休后还把西安的一所民营医院推进为全国信息化建设的典范，不足 3 年时间，将该院毛收入不足 1 亿元增长到 5 亿元，王院长也成为我国著名的医院信息化建设专家；

朱光君成为北戴河医院院长；

彭东长出任太原 264 医院院长；

翟树悦出任天津 254 医院院长；

范水平离开军队系列后成为一所专科医院院长；

李华才则被调任为医药行业权威杂志《中国数字医学》执行总编；

苏小刚因为工作需要调往北京，担任空军总医院计算机中心主任。

更耐人寻味的是：251 医院走出来的几位院长和信息化建设专家，在不同的岗位上都个个干得出色，而且这些人都曾经是当年 251 医院信息化建设"三结合"班子的骨干成员。

（采访陈恒年　任连仲　整理）

一个亮丽典型的形成

——回顾南京军区福州总医院的信息化建设

福总的信息化

我曾多次到南京军区福州总医院（以下简称福总）参加学术活动，活动内容中总少不了参观其应用现场。比较全面的一次参观是 2012 年。

走进门诊大厅。与当前很多大型医院相比，福总的门诊大厅并不算大，可是，日接待超过 6000 人次的量，人员并不显得密集，不管是挂号还是缴费取药，排队人数都很少，原来，这里的挂号是只取号不缴费，病人取了号之后就直奔诊间。

走进诊间。医生一个点击就能看到检查报告或检验结果，开处方的时间也很短，可以将更多时间用来和就诊者交流。患者拿到检查检验申请或者处方，按照导诊信息的指引，直奔目的地。不管是检查检验，还是取药，因为他们在医院预留费用，一划卡，系统就会按照价目表，自动将费用扣掉。

这样的就诊模式，就诊者在院停留时间自然大大缩短，所以，原本按照年接待 80 万人次设计的门诊楼，现在就诊者增加了 2 倍多，上升到日接待 6000 人次，可是人流并不显得密集。

走进住院病区。护士送药打针，扫一下腕带，准确执行；凭借"智能化护理系统"，护士们敏捷、清晰地完成着各种护理操作。医生站的工作就不必多说了，医生们几乎可以做到想看哪位病人的诊疗信息，点击一下即可看到。查房时，医生手持移动终端，可随时向主任医生报告病人各种诊疗和体征信息。科里进行病历讨论时医生们再也不必手拿一堆病历，需要什么信息随时可以从系统中调出展现。

走进药房。看到药剂师手持扫描抢边走边扫，扫描枪扫得的信息通过无线传输，自动进入系统，一会儿即可完成清库盘点。

再走进病案质管监察室。病历质量检查都在机器上进行，反馈意见也在机器上直接反馈给医生本人。质量情况随时记录在数据库中，质量报告、绩效考评等所需信息随时可从数据库记录中检索得出。

再看他们的财经管理。早在 1999 年他们就率先实施了全成本核算；2007 年，抓住军区推行全成本核算工作的契机，实现了"军队财经管理系统""军字一号"工程和"军队医院会计核算系统"的互联互通；开发了基于条形码及 PDA 的医疗资产全流程可视化系统，实现了对药品、耗材及固定资产的全流程和全生命周期管理，医疗耗材可以追踪到末端患者。

2011 年又引入 GS1 国际编码标准体系用于耗材管理，对植入型耗材可全程追溯，中心药房已全部采用条形码并实现基于 PDA 的动态管理。

一圈走下来，给人的感觉是，院内所有应用系统，不管是自己开发的还是外购的，无一是孤立存在的。

福总在城市的另外一个地方还有一个分院，两个院区已经实现互联，提供给医院本部管理者的信息不存在滞后，像查看本部运行情况一样，想查看什么即可展现什么。

信息化与医院改革互动前行

我大致知道福总近些年的发展过程。早在 20 世纪 90 年代中期的时候，走进福总，给人的感觉是陈旧、凌乱、整个环境谈不上美，医院的门诊量尚未过千。

刘雄飞院长，1998 年 1 月由 98 医院调任福总，从此，这所医院便开始一年一个样的变化，截至 2001 年 2 月我们在福总组织全国第一次医学影像技术研讨会时，在没有外借一分钱的情况下，医院面貌已经焕然一新，整个院区变得像大花园一样，医院声誉和整体效益都已稳居福建省前列。2001 年刘雄飞院长本人也被评为全国"有突出贡献"的三位院长之一。

这时，刘雄飞院长已是全国有名的、很受尊敬的以信息化促发展的医院管理专家。

在这样的环境下，年轻的陈金雄如鱼得水，医院的改革发展需要信息化支持，陈金雄则最大限度地发挥着自己的智慧和能力，建好系统，用好系统，不断地完善和发展系统，使医院的效率效益不断提升。

2000 年，我参加了第一批"军字一号"医院信息系统建设和应用的检查验收，福总的信息化建设，在没被列入第一批试点、没参与第一期推广应用学习班的情况下，与其他医院一起参加评比验收，他们的系统建设质量和应用水平却被评为优秀，在被检查的 20 多家大医院中总成绩名列前茅。

检查中令我印象最深的是，这所医院从信息系统建设开始，因有效"堵漏"每年就减少 5% 的损失；因效率提升，住院日下降，又相当于为医院增加 250 张床位；非常令我惊奇的是，这个医院，由于信息技术的有效运用，人/床比竟然不足 1.2，这是我走访过的大型医院中最低的。

自此以后，福总年效益增长都在 25% 以上，1997 年是 7600 万元，2003 年达到 3.4 亿元，翻了两番多。

用刘院长的话说，"福总的发展离不开信息化的支持，信息化功不可没。"同时，作为同行，我们也可以自豪地说，福总的信息化也同医院发展一样，已经位居全国"数字化医院"的前列。

福总信息化建设的特点

每次去福总参加学术活动，每次都让我看到创新的东西，每次都给我留下深刻印象。其中，令我印象最深的是：

（1）创新气氛浓厚。在我的印象中，整体 PACS、条形码的合理运用，门急诊工作站、预交金和"一卡通"以及移动医护工作等系统的应用，福总都走在行业的前列。

（2）**全程自己主导**。发展规划、方案制定都是自己完成，很多应用都是自主开发这不必多说，需要外购的软件，从软件挑选、合作伙伴引入，直至整个系统实施都是全程自己主导。多年来，他们的系统建设，从小到大，总是健康有序，时至今日，仍然脉络清晰，整个系统建设，全在自己的掌控之中，福总的信息化建设从未发生反复。

（3）**产出效率极高**。18 年过去了，福总的信息化建设早已是全国闻名的"数字化建设典范"，可是，由于合理规划、自行主导、精心设计、建设有序，他们的总投入之少，几乎让人不敢相信。这里有几个数字：早在 10 年前，就在福总，我曾与上海某大医院的信息中心主任一起交谈，得知：两所医院规模相近，上海的那所略大一点，那位主任自己认为"我们的数字化程度还不如这里"，可是，他们的总投入却是福总的 5 倍；截至"军字一号"建成，医院总共投入才 500 万元；陈主任还有一个数字，截至 2015 年，福总的信息化全部资金消耗不过 7000 万元。福总，不仅信息化建设和应用水平位居国内前列，系统的产出/投入比也位居国内前列。

对我国医院信息化建设的贡献

多年来，他们接待的参观、各种媒体的介绍，其作用和影响不必多说，我们罗列一下十几年来在福总召开的学术研讨会、现场交流会以及他们对周边医院的技术支持，便可看出福总信息化对军队、对行业的贡献。

举办多场学术研讨会和现场交流会

2001 年 2 月，在这里举办了有余梦孙院士等医学专家和技术专家参加的国内第一次医学影像学术研讨会；

2001 年 11 月，在这里举办了以继续推动"军字一号"建设和应用为主题的

学术交流会议。报告会持续两天，到会者近 300 人，学术气氛很浓，会场边缘
还站立着不少人；

2002 年 11 月，全军医院管理研讨会在这里举办，这个研讨会其实也是如何
以信息化推动医院管理改革的大会；

2010 年 6 月，在信息化发展进入新阶段之际，全军信息化建设现场交流会
在这里举办。这次现场会是建军以来规模最大、参会人数最多和代表层次最高
的卫生信息化会议。来自全军各大军区、各大单位卫生部部长和医疗（卫生）
处长及信息中心主任、医院疗养院院长和信息科主任等近 500 人参加了会议。
时任总后勤部秦银河副部长和南京军区宋普选副司令员等领导出席了大会。

创造多项军内和国内第一

1999 年 1 月，全面实施"军字一号"高级版一期工程；

2000 年 1 月，全面实施"军字一号"高级版二期工程；

1998 年，成为军内第一家实现办公自动化的医院；

2000 年，建成全国第一个整体 PACS 系统；

2001 年，自主研发的门诊医生站全军首批投入使用；

2001 年，具有条形码和双向传送功能的检验系统投入运行；

2001 年，实现"军字一号"药品及耗材管理系统优化更新；

2002 年，刚刚兴起的无线技术进入了福州总医院，借助 WLAN 成功部署
并开发了病区医生的无线查房系统；

2003 年，成为第一家实现预交金结算模式和就医"一卡通"的医院；

2005 年，实现自助服务；

2006 年，全面实施包括 LIS、PACS、心电、手术麻醉、移动医护工作站等
在内的临床信息系统。

完成大量技术支持

2001 年，为推动"军字一号"系统的广泛应用，总后卫生部选择了几家技术实力强的医院挂牌授予"研发基地"和"技术支持基地"，福总是"技术支持基地"之一。20 世纪末和 21 世纪初的几年时间里，福总举办了 4 次以上的培训班，培训了大批技术骨干，接待了大批来院参观学习的人员。陈金雄作为军区技术指导组组长，几乎跑遍了军区所有医院，还为其他军兵种医院提供培训和技术指导。由于福总担当起了大量的人员培训和技术支持，使得东南沿海地区一批医院，"军字一号"系统建设得很快且运行良好。

福总信息化建设给业内的启示

福总的信息化建设经验，媒体已经介绍很多，摘录一些媒体报道，结合我的见解，我认为，福总留给我们的启示，主要是如下几点。

（1）扣紧三大建设目标： 刘院长这个人，抓信息化不仅注重过程，更注重结果。在他的眼中，医疗工作效率、整体效益、医疗质量以及医院整体运行质量一直是他关注的重点，而且总用这几项指标来评估信息化工作。身为信息化一线主管的陈金雄也同样注意这几方面的结果，而且不断地给出这几方面的数据。在朱小兵的报道中我们看到："军字一号"全面运行起来之后，平均住院日从 18.4 天下降到 15.12 天，下降 3.28 天，相当于增加了 220.9 张床位，折合成费用，则相当于年增收入 4086 万元；即便按照信息化建设只占其作用的 1/3 计算，也相当于增加了 1362 万元的收入；他们核算出，"军字一号"应用之前，管不住医生开"人情处方"给医院带来的损失高达医院年收入的 5%；PACS 系统应用起来以后，每年节省胶片费用超过 100 万元；整个"军字一号"系统全部建设完成，医院总共花费多少钱？陈金雄也给出一个统计，总共是 500 万元。

领导注意效益评估，实施者注意核算，同时给出数据，这便成了信息化建设得以高速度、高质量进行的重要因素。从工程项目管理学角度来说，这是我们应该遵循的管理规则。

紧扣重要指标，随时注意效果数据统计，并随时做出评估，这在信息化建设起步阶段，或者实施系统扩建改造阶段，尤为重要。

（2）**立足需求打主动仗**：如前文所述，福总创造了多项第一，其中多项第一，如门诊医生站的开发和使用，整体 PACS 的建立，预交金保留和"一卡通"的实施，等等，都是以陈金雄为首的信息中心悟出了医疗业务的需求，主动开发或引进的。陈金雄近年来提出的建立"五个主索引"、"以病人为中心、以临床为核心、以医嘱为主线"等关系医院信息系统的核心理念，也都是他依据对医院业务需求的理解后提出的，正如朱小兵在 2009 年 10 月 20 日的《计算机世界》上所说，陈金雄是一个"没事找事"的人。

（3）**当做一门学科对待**。从福总各个阶段的信息化建设都按规划进行，有序建设，注重质量、注重评估，到福总发表的大量论文和出版的专著可以看出，他们是实实在在地把医院信息化建设当做一门学科对待。朱小兵在福总应用现场调研中还发现了一个令人耳目一新的现象：在福州总医院，信息化已经成为一种根深蒂固的文化。

（4）**立足当前谋划发展**。福总信息化建设之健康有序，主要是由于他们既着眼于当前，又注重长远，一直按照既定规划进行。只看这样一例：从 2007 年他们发表的《构建以病人为中心的全数字化门急诊系统》一文中你会看到，他们设计这一系统时，不是单纯就门急诊医生站本身进行设计，还考虑了在整个门诊业务系统中应该综合考虑的条形码、互联网和包括银行卡在内的各种技术的运用，还一并考虑到门急诊的后台自动摆药，这样的设计，那真是从医院业务全局出发而展开的。

从朱小兵对刘雄飞院长的采访中我们也看到，早在 1998 年"军字一号"开始实施后的不久，福总就着手制定今后的"五年发展建设规划"。2003 年 12 月底，福总向福建省科技厅呈报的历时 5 年研究的"数字化医院整体解决方案"，得到国内信息化权威专家首肯。

（5）**有高水平学术带头人**。陈金雄执掌信息中心已近 20 年，这期间，曾被计算机世界集团评为优秀 CIO，他现在身兼中国研究型医院学会医疗信息化分会副会长、中国医学装备协会数字医疗技术分会副会长、中国医药信息学会电子病历与电子健康档案专业委员会副主任委员、福建省卫生医疗行业计算机用户协会理事长等国家级和省级学术团体的重要职务，经常发表影响力很强的报告和论文，已经独立主编了《迈向智慧医疗——重构数字化医院理论体系》和《互联网+医疗健康——迈向 5P 医学时代》两部专著，是国内著名的医疗 IT 专家，经常出现于重要学术论坛，很多兄弟医院在医院信息化建设中遇到麻烦，也都乐意请陈金雄做咨询、做"会诊"。这位学术带头人是怎样成长起来的呢？从朱小兵的采访和报道中我们归纳出这样几点可供借鉴之处：

有热情，有胆识。正如他接受媒体采访时所说：在多年的 IT 实践中，他最大的感触是"需要个人魅力，更需要热情"。在他心中一直装着一个"数字化医院梦想"，并处处寻找机会实现这一梦想。在朱小兵的报道中有这样一个故事：1984 年大学毕业，这个本科专业学计算机的小伙子不仅爱思考，而且胆子还很大。刚到地处偏僻地区的部队，他这股劲头就派上了用场。当时单位急需建一个沙盘模拟系统，本来准备请省计算中心来设计，陈金雄得知这个消息后，初生牛犊不怕虎，主动向领导请缨，拍了拍胸脯说，我会。时间紧，任务急，领导也没多想，打量了一下这个刚出校门的毛头小子，就同意了。陈金雄单枪匹马，揣着单位批下来的两万元钱，从西北来到北京，采购了一台电脑，回去后很快就开发出了模拟沙盘的全套控制程序，圆满完成任务。

因为有热情，有胆识，他才吃了那么多个"螃蟹"，创造出如前文所列的那么多项第一，这正应了著名人士弗朗西斯·培根所说："要有胆识，有魄力。世界上有许多做事有成的人，并不一定是因为他比你会做，而仅仅是因为他比你敢做"。

善做战略思考。陈金雄的职业意识很强，善思考，善谋划，在接受朱小兵采访时，他说："感觉到，只有学会从战略的角度思考医院发展，才能把 IT 导入到医院的发展战略当中。"敏锐地关注并及时把握前沿 IT 技术的应用潮流，对于陈金雄而言，是不可或缺的一种职业意识。在朱小兵的报道中，还有这样一句："在设计任何一项应用时，陈金雄从不单方面推进一个业务信息系统，这是他一直坚守的基本原则。"

　　讲方式，谋发展。在医院里推进任何一项信息化的应用都不可能一帆风顺，只有好的创新想法还不行，还需要你善于与有关方面交流沟通，善于谋划实现路径。从本书中"台前与幕后"和"我们共同的孩子"两篇文稿中，你可以觉察到，一个信息中心带头人要想使本学科有出色的表现，不仅要有学识、有胆识，还需要善讲方式，善讲策略，才能使好的想法变成现实。

　　说到这里，我衷心地期望我们这个行业涌现出更多更得力的 CIO，助力我们的卫生信息化事业展翅腾飞。

（任连仲　编辑整理）

他与"军字一号"相伴成长

一项重大工程，对于年轻人来说意味着宝贵的历练和成长机会。"军字一号"培养和带动了一大批年轻人的成长。苏小刚的成长经历，就是其中的一个缩影。

21世纪初期的某一年，我有机会到位于张家口市的第251医院参观。参观的第一站是信息科，这里最引人注目的是墙上挂着的那块大板，板上挂满了两种不同颜色的小牌子，每个牌子标明一个子系统，白色的代表"军字一号"原系统提供的，红色的代表医院自己陆续扩展的。好家伙！两种颜色的牌子已经接近各半。

下一站走进门诊诊间，一眼看见年过六旬的老专家也是自己在计算机上书写病历、开处方。继续往下一站走的时候，在楼道拐角处恰好遇见一位中年住院病人正在触摸屏上查看自己的病历，这让我大吃一惊，什么内容都向患者公开了，而且还可以评议身边的医护人员！

继续往下走，到达病案室，可这里居然看不见一本病历，病历存放到哪里去了？已经全部进入计算机的磁盘……

此后，我曾多次到251医院，每去一次，都会看到若干新的信息化的应用。十几年过来了，它一路领先，每年都有上百家医院前去参观。这所医院成了我国医院信息化的一棵常青树。

说起251医院的信息化建设关键人物，除了著名的我国医院信息化建设的开拓先锋陈恒年院长、王景明院长和后来调到北京担任《中国数字医学》执行总编的李华才之外，还有一位不能不提到的是始终摸爬滚打在第一线的信息科的年轻工程师苏小刚。

251医院比较早地在原"军字一号"医院信息系统上扩展了LIS、PACS等临床信息系统，做出了多项国内首创，较早地成了"数字化医院"的典范。在这个过程中，我特地观察了苏小刚的成长足迹：

"军字一号"医院信息系统试用之初，在陈恒年院长面临"军字一号"医院信息系统能不能精确管理医院药品的激烈争论、一时拿不出足以服人的理由时，是他这个刚毕业的年轻小卒，在没有接受学习班培训的情况下，给出了肯定的回答："能！"并陪同陈院长下到药剂科蹲点。在陈院长指导下，经过仔细摸底、核查和全面统计计算，拿出了一份"跑冒滴漏"损失的详细数据。这个结果不仅促成了陈院长下定全面推进"军字一号"系统建设的决心，而且有了进行"整体动员"的强有力的说理数据，自然的，苏小刚也成了陈院长推进信息化建设的得力助手。

1998 年，为堵住医院内部人员无限制开药的严重问题，苏小刚借助"军字一号"还不太成熟的诊疗卡功能，通过打补丁的办法，为每位员工办理一个"诊疗卡"，设定限额（遇有特殊员工限额不足时可向医院申请充值，到了年底，如尚有余额，可结转下到一年度）。这一措施，有效降低了乱开药、乱开人情处方等问题，当年为医院节约经费 50 多万元。

1999 年年初，251 医院承担了由长海医院研制的、属于"军字一号"工程的检验系统试用任务。当时，检验系统只做到仪器到信息系统的单工传输，没有实现双工传输和自动计费，是他通过规范医院的检验项目及其对应价格，并建立了科学合理的对照关系，在全军首家实现检验项目在确认报告的同时自动计费。

2000 年，华西医科大学药学系赖琪教授刚从国外回到国内，提出：可不可以实现计算机监测临床用药的合理性？赖教授带着这一课题，慕名来到 251 医院。苏小刚认为这一想法很有价值，开展合理用药应该是信息系统辅助临床的长远目标之一，是保障临床用药安全的一项重要措施。于是，他立即与有关科主任协商，组织开发和试用，并与 301 医院专家联系完成与"军字一号"医院信息系统的接口，这便使 251 医院成了将"合理用药"软件用到"军字一号"医院信息系统的第一家医院。

2003 年，广州军区总医院在吴伟斌副院长的带领下，针对"军字一号"原始版本中病历书写工具可能引发某些弊病，研制出了一套专用的医疗文档书写工具（就是现在北京"嘉合"公司推广的电子病历编辑器的前身），在广总本院四个病区实验之后，再往下推动时遇到了诸多困难和阻力，被迫暂停。在他想进一步寻求出路时来到 251 医院，是苏小刚配合广总的研发班子，仅用 1 个月的时间就让这个医疗文档书写工具在整个医院全面应用起来，并且使 251 医院成为军内首家全面建立起新一代电子病历系统的医院。吴院长得知这一胜利消息之后，极其高兴，也很感动，中秋节到来的时候，特地从广州给苏小刚寄来了一盒月饼。

2005 年，他配合王景明院长，突破传统条条框框，实现了"三级核算，医护分开"的病区运作模式，实现了划小核算单位、扁平化管理和精细化管理。这一模式，被多家医院、特别是中小规模医院效仿采纳。

2007 年，在王景明院长的大力支持下，251 医院率先实现了全部病历的无纸化保存，大大解放了医生护士及辅诊科室的工作量。据初步估算，节约的时间超过了全部工作量的 20%以上，每年节省纸张及打印消耗费用不下百万元。这一大胆创举，不仅为医院带来明显效益，也为本行业提供了宝贵经验，引来众多医院参照并效仿。

王景明院长曾经多次说过，在 251 医院，信息化所带来的直接经济效益远远大于信息化的投入。这样种果的出现，医院信息科功不可没，科里的干将苏小刚功不可没。最为可贵的是，他们每前进一步，都能留下一个清晰、不可磨灭的脚印，用苏小刚自己私下里曾经说过的一句话说："我经手过的信息化项目中，还未曾出现过失败或不及格的"。

了解这些事例之后，我头脑中反映出这样一个问题：苏小刚的资历同很多医院信息化主管差不多，1995 年从第四军医大学医工系毕业来到 251 医院，先分配在器械科维修医疗设备，1998 年被陈院长调到计算中心参加信息系统建设，自此以后，251 医院的信息化项目建设一个接着一个，总是上一个就成功一个、见效一个，从未发生"折腾"和"反复"，人们不禁要问，他们是怎么保持着每次"考试"都不低于 60 分的呢？怎么保持着 251 医院这棵信息化大树永葆常青的呢？我把这个问题直接提给了苏小刚。

苏小刚思索了一下，给了我这样的回答：

第一是，我很幸运地遇到了特别重视"用信息化建设助推医院发展"的两任院长——陈恒年院长和王景明院长。他们不是一般的支持信息化，而是常常亲自提出课题，提出模式，提出要求，组织有关人员配合研发，有时还亲临一线领导指挥。

第二是，我认为搞信息化必须始终把为医院创造效益放在第一位，不能只想自己想干的，必须干医院需要你干的，凡见到对医院管理、对医疗业务有价值的应用就想方设法地开发或者引进。

第三是，在不断扩展的过程中，始终把医院信息系统看成一个整体，上一个集成一个，让整个系统总保持互联互通。

第四是，把效率效益最大化放在首位。项目选择是这样，工程实施也是这样，综合考虑，讲究性价比。

第五是，与医院领导、机关领导、科室主任以及相关工作人员广泛深入地交流，从他们那里获得思想，获得需求，获得支持。有一次，我与时任医务处主任的王景明同志，为研究医院的全成本核算，从下午 3 点一直沟通到了晚上 11 点。我们俩越谈越起劲，家人叫我们吃饭都不肯回去。

第六是，我认为，干信息化不能太受传统条条框框限制，不能墨守成规，只要对医院有利的，该冲破的条条框框就敢于冲破。也不能太受"没有标准"的限制，只要是应该做的，没有标准自己创造标准也要做。

第七是，注意先进技术与医院实际相结合，技术选用永远要服从医院发展的实际需要。

现在，苏小刚已被调往空军总医院，到达这里刚过半年，他又根据面临的新情况，为自己定下了这样一个目标，即"创造环境、建设平台、优化队伍"。

创造环境是指医院信息化建设需要有一个好的内部和外部氛围，这包括：信息中心内部的作风和文化建设，医院领导对信息化建设的认知，全院员工对信息化建设的支持与配合，同行专家甚至软硬件企业对医院信息化建设的支持。

建设平台是指医院需要建立一个强壮、稳定、安全的信息系统软硬件平台，以支撑医院信息化建设的持续稳定发展，增强所有人员对医院信息化发展的信心。

优化队伍是指医院需要有一支与信息化建设要求相适应的技术队伍。这个队伍作风要过硬、技术也要过硬，能够掌握医院运行规律和信息化建设所必需的核心技术，另外，还要凝聚外部力量，本着"不为我所有、但为我所用"的原则，打造一个虚拟团队，这也是医院信息化建设的重要支撑。

经过这样一次交谈，我认定，凭着他这种从业原则，凭着他这种干事精神，在空总这个岗位上他仍然还会保持长胜，在这里，他一样会培育出新的信息化的常青大树。

（任连仲　采访整理）

合理用药从这里开始

将"合理用药"嵌入医嘱处理系统，已经不是新鲜的内容，它已经成为上千家大中型医院常用的、成熟的临床信息系统的一部分，也已经成为临床医生非常依赖的工具。追溯历史，这一应用还是从 251 医院起步的。

20 世纪末，中国还没有一家医院建立"合理用药系统"。这并不奇怪，因为在当时，建立起比较完整的住院医生工作站、护士工作站、门急诊工作站，以及药品管理系统的医院也没有几家，取消医嘱本、按电子处方发药、严格实行药品盘点制度并实现账物相符的医院更是凤毛麟角。

就在这个时候，华西医科大学药学系赖琪教授从国外回到国内，成立了美康医用软件公司，研制了一个"合理用药"原型系统。他们清楚，要使这个原型版本成为产品并推向市场，必须先在一个医院试用成功。选择哪个医院？他们从媒体上得知解放军 251 医院是国内信息化建设的领先单位，于是慕名来到我们医院。

当时，我们医院已经全部应用了医生工作站、护士工作站，病区医嘱和门诊处方也全部实现了电子化，药品的账、物管理也已相当严格，医疗质量管理和药品使用管理的焦点也就逐渐转向用药的安全性及合理性。然而临床药师在监控用药是否合理以及发现问题进行处理时，其处境却非常尴尬：一是这种监测只能是抽查，而对于查出问题的处理，受人情等因素影响又很难严格执行；二是发现有疑义的药物使用情况时，需要临床医生填写"医嘱处置表"，医生不愿配合，这样，药师们基本无法到临床开展工作。临床药师不断把这些问题和需求反映给我们，正当我们寻求解决这一矛盾的办法的时候，美康公司前来寻求合作，双方便一拍即合，达成合作共识。

将一个从未正式使用过的原型软件嵌入医院信息系统并正常运行起来，发挥出它应有的作用，并非易事。需要解决的问题主要有两个：一是得嵌入"军字一号"的医生工作站。这个接口问题，在301医院薛万国主任的指导下比较顺利地解决了。二是要好用，要让医生喜欢使用。这个问题就得完全靠自己解决了。当时我找了两个科室——心肾内科和神经内科试点，还好两位科主任对"合理用药"系统挺感兴趣，都表示愿意试点。但当系统安装起来以后，两位科主任却找来说：小刚，你这个"合理用药"系统装上之后机器变得太慢了，严重影响医生的正常工作，赶快把这个系统撤掉吧！什么原因？我赶忙前去查看，机器变慢的原因找到了，是因为这个软件占用资源太多所致。这是个技术问题，经过一番优化，问题很快得到解决。解决响应速度问题的同时，在现场还发现另外一个问题，即医生开好的医嘱，用"合理用药"系统检查，常常出现一片片的红色警示（早期版本的警示方法）。医生所开医嘱，真的有这么多问题吗？经过仔细核对，原因出自"合理用药"系统的标准与中国的有关药物使用的行业规范（药典）以及医生的用药习惯不符，致使很多药疗医嘱都显示有问题。这是个复杂的问题，解决这个问题需要有一个逐渐磨合的过程。

大约经过两年的不断努力，合理用药系统才逐渐成熟起来。在这个过程中，医生改变了很多错误的传统习惯，例如，有些粉剂应该溶到盐水里的，但多年来一直溶在葡萄糖里；应该溶在葡萄糖里的却溶在了盐水里。

试验过程中，遇到各种问题实属正常，有的问题是由我们自己解决的，有的是由公司解决的。由于双方配合较好，合作过程一直很愉快，所以，多年来，美康公司一直把251医院作为实验基地，每当有新的版本推出，一定先请251医院试用，然后才在市场上推广。

新版的试验，还真发现过一些问题。比较严重的一次是，一个新版本发送到251医院，由于事前测试不够充分，装到系统上之后，不但新的版本没升上去，还把旧的版本给损坏了。好在我对这套系统比较熟悉，没用多长时间便找到了原因，没有酿成大祸。这次试验还让我们发现了这样一种情况：刚出问题时，我们还以为，合理用药作为一个辅助系统，停个一两天不要紧，可没想到，那一天，信息中心的电话都快被打爆了，不时地有人来电询问："为什么合理用药系统不能用了？"

通过那一次试验，我们感觉到，没有合理用药系统的保障，医生下达医嘱时心里已经变得不踏实了，合理用药系统已经真正成了临床医生依赖的工具。

（原 251 医院信息科　苏小刚）

打破条条框框实现病历无纸化保存

到 21 世纪初，251 医院临床信息系统的建设已经日趋完善，所有与终末病历有关的主体内容已经全部数字化，但是，围绕病历管理的全套工作仍然沿用传统的一套，所有医护人员在诊疗过程中和医疗工作的终末，仍然是将所有医疗文件打印成纸张病历，存放到一个个病历架子上；在病案管理室，仍然遵循着传统的将各种纸质文件收集、汇总、排序、核查、提交、装订、最后上架的全套过程。电子的病历和纸质的病历，从存储到使用管理仍然是全套的双轨并行。

我当时思考着，这种极不合理的情况就这样永久持续下去吗？旧的条条框框能不能突破呢？能不能也像我们在信息化过程中一直追求的业务流程合理化、操作模式合理化、管理模式合理化那样，也对病案的保存、使用和管理进行合理化呢？

思考这个问题时，我想起几年前首都医科大学生物医学工程学院秦笃烈教授曾提出的数字化医院要实现"无纸、无线、无胶片"的"三无"标准，还有，信息化的目标也同样是要时刻追求效率和效益的最大化。按照这些概念和目标要求，眼前的这种病历管理的双轨制、"两张皮"的不合理现象不正是需要革除和改进的吗？

我也意识到，开展这种革命性的活动，突破这个传统模式，遇到的问题可能是多方面的，其中最主要的将是：第一，需要克服医护人员的传统习惯势力；第二，实现"无纸化保存"必须解决电子存储的安全问题，必须保证不被丢失、不被修改破坏，万一出现问题可以追查；第三，需要突破旧的行政法规的条条框框。

其中，第一个问题是我们自己内部的事，相对比较容易解决；第二个问题是技术问题，完全由我们自己解决；第三个问题将是最难的问题。

我分析，克服最难的第三个问题，必须改变人们这样一种认识，即电子保存的病历容易被修改，只有纸张病历可以作为合法的举证依据。

针对这种认识，我仔细调研并分析了纸张病历举证的过程。假定发生了医疗纠纷，法律部门开始介入，大家都有一个概念是，第一步先"封病历"。这时可能有两种情况：一种情况是，病历尚未归档，这时，相关医务人员需要把分散在各个检查科室和医生护士手上的病历资料收集并汇总到一起，开始"封病历"。在这个过程中，谁能保证病历资料没有做过改动？第二种情况是，病历已经归档，我们分析，在真正"封病历"之前，谁又能保证有人将其中某页抽出、修改、再插回去？这样的操作，外人又怎样能够监察得到呢？然而，实行电子病历举证，医院方、患者方或执法方，在不告知的情况下，即可在就近的医生工作站或护士工作站上打印全部的医疗文件，双方或三方共同见证，可以当场签字盖章，这样的"举证"不是能够更好地确保了病历的真实性吗？

另外，在 251 医院，从 2002 年起患者就可以在触摸屏自助终端，通过刷卡加密码验证的方式，查询自己的全部过程病历，既促进了病历书写质量的提高，同时也大大增加了患者对电子病历的信任。医院的这一举措，在一定程度上也为克服上述认识上的障碍奠定了基础。

再来讨论"无纸化保存"的技术实现问题。技术实现可有多种方法，而且每种方法都可以不断地改进和完善。在当时的条件下，我们采用的是这样的方法：采用虚拟打印技术，利用医生、护士工作站等业务系统的打印功能，通过虚拟打印接口，将每个患者的病案资料从医院 HIS 系统中调出，再以 PDF 格式按病案号长期在线归档、集中存储于电子病历归档库中，需要调阅某个患者的病历资料时，通过授权开启安全密钥即可为患者提供病案打印服务。通过这种手段，可实现电子病历的自动归档，实现病历从形式和内容的"固化"。剩下的一个问题是，各种知情同意书怎么办，它们没有电子版，只有纸质的材料。我们分析了一下，这类材料所占比例很小，而且一般无须为病人提供复印件。对这类病历资料，我们决定采用原样保存的办法。

对于传统的历史的纸质病历，采用的是"缩微数码影像技术"，即一机双头，在生成病历缩微胶片的同时，产生数码影像，同时建立完整的病案首页数据库，再把自动归档的电子病历与传统病历的数码影像做数据集成，从而形成完整的电子病历库。这样，既保证了历史病历的合法性，也满足了医、教、研各方调阅和使用历史病历的要求。

通过实行电子病历的无纸化存储，医院取得了以往任何信息化项目都难以取得的效益。首先，信息中心主任不必再担心出现多个纸质病历版本而无法有效监管的问题。其次，电子病历无纸化带来的直接和间接效益相当可观。无纸化保存一年后，我们测算了一下：每年节省下来的纸张和打印耗材费用就不低于百万元；节省的病案管理空间可以再开一个病区；人力成本每年也节省不低于百万元；更主要的是节约了医务人员大量的时间，据初步估算，医务人员由此节省的时间，不低于全部工作的五分之一。另外，医疗效率的提高、病历的三日归档、病人获取病历的时间等各种指标也都大幅提高。

几年来，251医院没有因为电子病历无纸化存储出现任何法律举证方面的问题，医院各方人员对病历无纸化保存都给予积极支持和正面评价。

我们的这一改革，也引来数十家医院前来参观学习。据说，来到251医院参观学习的多家医院也大都在推行病历无纸化进程。病历无纸化保存，已经从251医院的单点突破，逐步推广到全国各地。

（原251医院信息科　苏小刚）

台前与幕后

几年前，我一直想上一个"护理智能化"项目，这个项目可以实现护士工作站上床位号码与病人信息、病人床头牌等各种信息的电子显示，并实现护理呼叫的智能化，通过与医院信息系统的集成，可以有效提高对病人的护理质量并减轻护士的工作量，但因种种原因一直没机会立项。后来，我院有一栋原来定位于高端服务的病房楼最近要装修，我认为机会来了，便开始策划这个项目。

原来这个项目没有开展起来的原因是因为缺少这笔经费，现在想搭乘这个病房改造项目的车，从中获得经费，但问题来了：病房改造项目不属于我们的管辖范围，要想获得这笔经费支持还会遇到困难。但这是一个机会，不能放过，于是我开始努力策划。

首先是寻找项目亮点。 如果没有充分的理由，领导肯定是不会同意的，于是总结出该项目的四个亮点：一是该项目可以有效提高护理质量并减轻护士的工作量；二是该病房楼本来定位比较高端，该项目正好与大楼的定位匹配，还能为其增加色彩，且此次装修后 10 年内不可能再装修，基础设施需要一步到位；三是该项目可以有效提升医院的数字化程度，与建设数字化医院的目标一致；四是为正在施工中的新病房大楼的智能化建设探索经验。

其次是寻求支持。 像这种技术与业务紧密结合的项目，一定要取得使用单位的支持，因此先要做好使用单位的工作，要让使用单位觉得这个项目非常有必要。于是我们就带着项目的图片和功能说明分别找了大楼的几个使用科室的主任、护士长和护理部领导，从各个角度分析这个项目给他们带来的好处。

赢得了这些使用科室的支持后，我打印了一份申请报告，并且请这些科室主任和护士长在报告上签字。

变换一个方式，以使用科室的名义向医院领导提出申请，便巧妙地把我要干的事转变为这些科室要干的事。

这种巧妙地变换还有一个意想不到的好处，就是将来项目实施会变得非常轻松，因为报告是他们申请的，在建设施工时他们给了大力的支持和配合，我们只要在技术上把握好就行。

再次是争取经费。取得了科室的支持，经费就成为项目能否成功上马的关键，而能否拿到这笔经费的关键点无疑在于领导。于是我就带着科室领导签过字的申请报告以及归纳出的亮点去游说各级领导，凭着三寸不烂之舌，终于把各级领导说服了。

最后是躲到幕后。在医院里，病房改造由医院另一个部门负责，随着医院数字化的发展，我们在不断侵袭别人的领地，处理不好会引起别人的激烈反应，也不利于项目的建设。目前负责这个项目的部门的领导是一个非常自信的人，一般不会容许别人侵占他的领地。我知道，后面的各项事情我必须躲到幕后，要让该部门领导来主导这件事情。

于是我通知该项目的相关厂家直接去找该部门，招标、采购和项目实施都由该部门主导，我们做好充分的技术准备，配合中标厂家做好项目实施。

我们不少从事 IT 工作的人常常抱怨，抱怨领导不重视，抱怨科室不配合，抱怨项目实施难，而其实路就在我们脚下，关键看你怎么去走。我认为，这个"护理智能化"项目的成功上马和顺利实施可以作为一个"另类"的争取项目落实的参考案例。

（南京军区福州总医院　陈金雄）

我们共同的孩子

从本质上讲，信息技术和信息化产品只是一个平台和工具，它最终目的是为患者、临床和管理提供更好的服务，信息技术要想发挥作用必须与业务的实现高度融合，这个道理我想大家都很明白。但怎么融合，如何实现融合却不是一件容易的事情。

2008 年我有机会到美国开会，参观考察了一些企业和医院。美国特别重视医疗专业人士在产品开发及系统实施中发挥作用，如 CERNER 公司 7600 名员工中就有 1000 名是医疗专业人士；尼帕斯市医院在首席信息官（CIO）下设了医疗信息部、信息科技部和交流部，因为有医疗专业人士及管理人员的充分参与，因此开发的产品特别适合在临床应用。

时常听到国内有不少医院信息中心主任抱怨，要么说领导不够支持，要么说医生不够配合，有些大医院把信息化难以推进的原因归结为医生名气大，难以协调和配合。我倒是有不同观点，其实医生名气再大，他们也需要先进的技术和工具，他们应该更需要人性化的服务和支持，关键是 IT 技术和产品能否真正给人家带来质量和效率的提升。只要对临床诊疗和科学研究有帮助，又有很好的服务意识，我想，再大牌的专家也会积极支持你。

在我院的信息化建设过程中，我们非常注重与业务部门的结合，不但要抓住他们现在的需求，还要挖掘他们潜在的需求，有了业务部门的全程参与和支持，信息化建设就能得以快速推进。

2008 年，尽管已经实施了临床"护士工作站""重症监护系统"和"移动护士工作站"等系统，但感觉护理信息化还难以满足护理工作的实际需要，于是决定重新开发一套"护理综合信息系统"，为此我亲自带领研发团队下科室调研，找护士长和一线护士交谈，进行需求分析，用了 2 个月时间撰写了"新一代全功能护理信息系统研制设想"，并在全院护士长大会上给她们介绍，让她们明白现在的问题和未来的目标是什么，这些系统的建设会带来哪些创新和效益，又需要她们如何配合。在研发过程中，我又邀请护理部派人参与开发，并定期与护理部和护士们交流沟通，请她们体验，听取她们的意见和建议。

因为前期工作做得非常充分，系统在实施过程中基本没有遇到阻力，并且应用得很好。

在一次会议上，我给护士们说，这是"我们共同的孩子"，这孕育着两层含义：一是这么一套 IT 与业务高度融合的系统，是双方共同努力的结果，就像生孩子，仅仅依靠一方的力量是不可能完成的；二是既然是孩子，我们应该共同把它培养成才，哪怕有问题和缺点，也应该爱护它，培育它，而不能抛弃它。也就是说，尽管这个软件可能还不够完善，还存在一些问题，但我们应该共同努力，逐步完善它，而不能说有点问题就不用。

护理部主任听了这话之后，也很感动，对我们真心实意帮助护理工作给予高度评价，并要求护士长们全力支持和配合我们的工作。

有了这么好的基础，信息化的推进还会很难吗？

（南京军区福州总医院　陈金雄）

思路决定成败

——忆北大肿瘤医院电子病历系统建设

北京大学肿瘤医院（以下简称"北大肿瘤"）电子病历系统建设规划始于 2000 年，时任院长徐光炜就提出了建设电子病历的要求。由于医院信息化刚刚起步，基础太弱，电子病历也少有成熟产品，只有 301 医院开发的"军字一号"的"Word"版本。医院 HIS 系统上线之后一磨合就几年过去了，新的电子病历系统建设被耽搁了下来。

2005 年，医院加大信息化投入，时任院长游伟程重新提出建设电子病历系统的要求。医院信息部召开产品评审会，最终按照临床医生的意愿，选择了一家在当时看来较为先进的电子病历公司，其产品与传统的"Word"版本相比，某些方面有了提高，不仅支持结构化，还支持痕迹管理。

2006 年完成了这套病区电子病历建设，2009 年完成了门诊电子病历建设，电子病历的实施在提高临床效率方面有了新的进展。

2011 年，季加孚院长履新后，"以电子病历为核心的信息化建设"被提到了战略高度，电子病历不仅要满足病历书写、病历质量控制和管理方面的要求，还要满足肿瘤医院专科特色和辅助临床决策等一体化的更高层次要求，当时的那个版本达不到这个目标。

几年的经验教训无须多说，但上述经历使我们比较深刻地理解了医生需要什么，整体的医疗业务管理需要什么，以及需要什么样的软件。

又经过近 1 年的全面考察，我们认为嘉和美康信息技术有限公司（以下简称"嘉和"）V6 版本比较适合北大肿瘤新一代电子病历的要求。

"嘉和"的电子病历产品有一定的市场占有率，但都是 V5 版本的，而采用.NET 技术的 V6 产品，当时还鲜有成功案例。尽管与 V5 版本相比，使用 V6 版本需要担负试验田的风险，但新版本的面向医生办公一体化的界面、三级病历质控管理、个性化病历支持、临床数据中心（CDR）架构、对科研的无缝支持等诸多优势，使我们最终仍然选择了"嘉和"的 V6 版本。

产品选型后，深入的需求分析、全盘的建设规划，以及有序的工程实施才是重中之重。彼时，"嘉和"的 V6 版本其实还只是一个框架，好比一个 17 岁小伙子，长了 1 米 8 的大个子，却只有 100 斤重，这多少显得弱不禁风——缺乏饱满的内容。如何让它强壮起来？"嘉和"开发团队完全入驻现场，给了我们一个可靠的技术保障。

院方的项目实施团队由医务处牵头协调，信息部负责需求分析、实施规划、实施组织、使用培训等工作。系统建设得到了院领导强有力的支持，几位院领导都是临床学科专家，他们所在科室成为新系统的试点单位。

第一阶段：制定实施策略，健康有序展开

有了领导支持，有了组织结构，有了项目目标，剩下的工作就是科学严谨的工程实施。

经过深思熟虑，我们制定了如下策略：先解决基本的使用问题，再解决提高的问题；先重点突破，以点带面，然后再全面开花；建设者处处都要做换位思考，切实满足临床和管理要求。

如何实实在在落地，需要认真地思考，以切实满足临床及相关管理的要求，真正受到医护人员的欢迎。为此，我们确立了以医院信息部门为主导、公司密切配合的模式。我院有近 7 年的电子病历使用和管理经验，我们清楚缺少什么，需要什么，需要什么样的电子病历系统。

作为升级换代项目，如何让临床大夫快速转移阵地呢？我们换位思考，全面理解需求，确定了如下的原则：

（1）以往系统中的实用功能和系统的优势一定要保留；

（2）操作习惯要继承；

（3）历史数据能继续使用；

（4）书写病历速度不能比过去的慢；

（5）新提出的功能一定要充分展现。

2012 年 6 月，"嘉和"开发和实施团队入场伊始，我们就进行了全面的沟通和交流。就第一阶段任务，在以下四个方面达成共识并展开一致行动：

（1）我们发现，"嘉和"系统运行环境资源要求比较高，运行速度和老病历系统相比没有明显提高。于是，我们逐步增加了医生工作站的内存，并让工程师优化了运行环境，重新提炼出"简捷版"。

（2）针对老病历系统书写病历时引入医嘱、检查检验结果、体征参数和麻醉记录等不能执行或不方便的问题，要求新系统要全面完成与 HIS 等系统的对接。为提高书写速度，要求事先（而不是当时链接）将与患者有关的医疗数据同步出来，并能够按诊疗时间轴纵向展示，使"病历助手"既能便捷地为医生提供书写病历时所需的数据元素，又可避免手工摘录可能造成的错误。

（3）作为肿瘤专科医院，我们的复诊患者达到了 80%，患者在我们医院反复就诊多达数十次，这种情况下，医生写病历就习惯了查看患者既往信息，转抄部分既往史、个人史等各种信息，所以，对患者历史的数据利用是必需的。按照不影响病历书写速度的要求，我们从老病历系统导入了患者以往的病历记录，这样，医生在使用新系统时就很容易脱离对旧系统的依赖。

（4）模版是电子病历必需的模块，新系统的使用也脱离不开这个"关卡"。老病历系统累计的大量模板如果让临床医生重新梳理再使用，势必会带来很大的工作量不说，还可能使医生产生烦躁心理。对此，我们采取的策略是：和"嘉和"团队一起将试点科室的模版在新系统中设置好，再让临床大夫修改和确认。这样大大节省了临床大夫的时间，同时也给他们留下了一个好的印象，为此后深入科室实地实施带来了便利。

经过两个月详尽的需求分析、数据准备、程序调整和模拟测试，8 月，新的电子病历系统在 4 个试验科室全面上线。

我们乘胜追击，3 个月后，新的电子病历系统在其余 20 多个临床科室全面实施。让新的电子病历系统稳稳立足的第一阶段目标大获成功！期间有两点体会：

其一，为了尽快使系统的核心部分全面投入使用，我们的这样一个策略很奏效：在实施初期，先让临床大夫充分感受到系统的便捷性服务，主动将质控等管理指标暂时放松，别让他们感觉到新系统是在管理他们的病历书写行为，比如，将时效性类的文书过期和超时提醒等功能过滤，仅在计算机后台记录，而不提醒。这个策略起到了非常好的效果，在上线初期临床医生没有因此而对新系统有"不良"看法。虽然质控和管理是新系统的一大特色，但管理部门的质控需求和临床的忙碌无助是存在矛盾的，合理地屏蔽矛盾，把矛盾后置或转移，是系统建设时要掌握的重要手段之一。

其二，分步骤解决数据质量控制问题。事情是这样的："复制""粘贴"的自由文本和结构化数据是病历系统的一对矛盾，"粘贴"功能的开放与否在很大程度上决定着数据质量的好坏。对此，我们采取了充分尊重临床实际需求的态度——如果有的科室以书写速度为重，而不太在意引出其他方面的问题，那么就开放"粘贴"功能，前提是我们得和科室主任、医务处做出说明，三方签署"知情同意书"。而对于数据质量要求比较高的科室，我们则全面配合，细化模版、细化数据元素，尽量在使用中优化、提高书写速度，进而逐步建立数据利用和书写速度并重的模范科室，逐步带动其他科室也尽量减少"粘贴"操作。

第二阶段：多方协同，改进质量管控

住院病历全面上线后，管理部门的质控需求随之而至，系统上线之初放开的质控指标一点点逐步收紧，由于是医政部门出面，加强质控管理顺理成章，避免了临床和实施团队的直接矛盾。

相比第一阶段，第二阶段要简单得多，医务部门早就有成型的质控体系，从各科临床质控医生到质控办公室专家已经齐备，质控指标也是成熟的，主要工作是从终末的手工质控逐步过渡到电子化的过程和环节质控。在病案统计室实现了电子归档之后，从医生的质量自评到临床科室内的三级检诊，从科室专员进行病历质量监控到院级环节质量检查，全部实现闭环管理，发现问题能及时进行环节干预。病案室不仅实现了病案的电子签收、编目、归档的全流程管理，更是完善了病案统计的功能，而且一并实现了卫计委要求的病案数据上报（HQMS），为病案室提供了全新的病案规程管理和他们所需要的数据。

这个阶段的重点是实现病案系统和电子病历系统的一体化，彻底改变原系统的纸质病案和电子病历管理的分离状态，从而实现纸质病案和电子病历管理的整体融合。为实现这一目标，必须先做好新老系统的交接，必须先将老系统的首页系统中 2007 年以来的数据全部集成到新系统中，接下来才是电子病历的数据后延，实现电子病历的全过程的实时性的质量监控。

思路清楚之后，流程设计、软件设计、数据迁移和质量验证并行展开，两个月不到，就实现了新系统的全面使用。至此，病历管理中的内容审核、电子签收、编目、归档、统计、上报等各项业务管理、线上线下一体化完成。

我们觉得，这样的流程才更符合信息化的要求。

在这个阶段，"嘉和"电子病历经过近 8 个月的成长，已经有骨头有肉，足够强壮。

这时，新的问题引起了我们的思考：临床大夫录入了大量的病历数据后，他们应该得到什么？同样还是要换位思考。作为信息部门必须要给临床带来新的价值——那就是他们需要的数据。

过去，临床大夫搞科研时查阅本科室病历需要向病案室申请，得到授权后方可借阅，如果是看其他科室的病历，就更是难上加难。至于科主任需要的本科室运营管理的数据，也要向医院统计部门申请，而且数据时间滞后，影响管理时效。面对这种情况，我们何不主动服务科室，反哺临床所需数据呢？也就是说，对于本科室的电子病历和首页数据，无须申请即可访问，对于其他科室病历，只需向对方科室申请，确认后也能调阅；而对于科室的运营数据，我们在病案室归集的统一数据平台上规划出各个科室的数据集，科主任能随时看到本科室运营情况，甚至能和全院的均值进行对比，这样，事情想通了，没有花费太大力气就极大地提高了用户满意度。

第三阶段：融合临床路径，求得医生支持

我院临床路径系统在 2013 年 1 月顺利上线，目前已经在全院各科展开了 18 个病种。

临床路径不是什么新鲜事儿，通俗地讲就是医生的诊疗过程，严格地讲就是规范化诊疗，以提高临床效率，减少误诊漏诊，避免过度医疗，降低医疗费用。

所谓规范化诊疗，其实，在医师看来，与其说是对其临床诊疗行为的指导，不如说是约束，所以很多人不想用，即使用了，在很大程度上是为了应付管理部门的"入路径"指标考核不得已而为之。

一边是无助的大夫，除了正常诊疗工作之外，为满足管理要求，还要大量填写临床路径纸质表单，正如他们抱怨的那样："要记录那么多数据，要填写那么多表单，本来临床就紧缺的医护人员，还要分精力管理这么多事务！"另一边则是路径管理部门，要按照上报要求，翻病历、审医嘱、核诊断、收集路径表单、计算及填报大量路径报表，而上级管理单位对于入径指标的统计要求还在逐年增加，所以，无论是医护人员还是管理人员，他们都迫切地想借信息化之力，从烦琐的人工事务中解脱出来，对我们 HIT 人寄予了厚望。

对于日常运行都感觉复杂和纷乱、本就不受临床欢迎的临床路径，上了系统就一定能够解除那么多麻烦吗？

有问题就是有需求，这反而是促进我们规划好系统的前提。如何使系统既能减轻临床负担（起码不增加负担），又能满足医政管理和统计的要求，是我们思考的重点。

抛开临床路径系统是 HIS 的事还是电子病历的事这样的技术问题不说，站在医生角度，系统如何简便实用，能实实在在地用起来才是硬道理。我们在系统架构规划和流程设计阶段，认真研究了"嘉和"现有的系统，也参考了人民医院和北医三院的经验，紧紧抓住"方便临床"这一宗旨，在和试点科室、医

务部门"头脑风暴"之后，确定了"适时、适度"的临床路径管理策略。适时，就是在适当的时机进行干预，好比"术者"一伸手，巡回护士就把需要的器械递到他的手中；适度，就是把握主方向框架，不过多关注细节，适当宽松，不束缚手脚，给予医师自由的诊疗思维。落实到系统，即

入径自由——HIS 和电子病历均可作为入口，且不强行绑定 ICD 诊断。

节点合理——以临床事件为节点，比如术前日、手术日、术后等，这样有力地避免了自然日模式造成的频繁变异的现象出现。

变异集中——节点改变时集中填写变异原因，以避免烦琐的更改医嘱的变异原因填写。

退出自由——将主动权还是还给医生，结合病情选择是否退出路径。

路径的定义在"嘉和"系统，路径的执行在 HIS 系统。路径定义要继承和兼容科室日常已使用娴熟的医嘱套餐，同时还要增加必选项、可选项、预选项等实用类别。

路径执行界面的设计，采取了和 HIS 既有套餐医嘱相结合的模式，使开单可视化（路径菜单树状展示）、检验检查的完成实现一体化（过去需要另外切换几个界面来完成）。我们想达到的目的是：无论患者是否入路径，医生在医嘱开单时，优化后的系统对他都有显著的帮助。而对于医务管理部门来说，医生只要入了路径，整个路径过程就可以得到监控，而路径后期的路径表单填写和分析结果的自动化生成就有了基础和可能。

系统编码测试完成后，科室试点是系统落地的最后关键。由于系统的设计，无论是思想还是细节，都是基于方便临床的，是来解枷锁的，而不是上枷锁的，所以，新系统上线伊始就激发了临床大夫的热情，得到了科室的理解和全力配合。

经过几轮的博弈和调整，新系统终于达到了预期效果——临床路径和日常医疗行为融合一体，医嘱开单效率显著提高。

信息系统的推进，很多是靠"红头文件"，但我们体会到"靠系统吸引"也是完全可以达到目标的。

合力打造了"试用品牌科室"之后，在没有大张旗鼓动员的前提下，很多

科室都主动申请培训和使用。新系统得到临床大夫的认可，这是非常值得我们欣慰的。

第四阶段：门诊电子病历，住院门诊一体化

门诊电子病历系统的准备和实施历时近 10 个月，甘苦自知。

我们初期的目的很简单、很明确，就是要换掉老的门诊电子病历系统，使新系统成功上线。

如何定义成功上线？一是要门诊大夫全部使用；二是对临床确有帮助，使医生满意。

指导思想依旧是：既借新系统履新之势，全面改进门诊医生工作站的用户体验，又同时打通门诊和住院病历界限，为临床创造方便；借临床建立随访系统之际，全面整合患者临床信息。

如何落地实施，难题又一次摆在我们面前：第一，现有的门诊病历系统历史数据必须继承。现有系统有比较高的使用率，大家已经有了操作习惯，而且还有大量复诊患者的数据需要继承。"嘉和"先前罕有符合肿瘤医院诊疗模式的门诊病历系统，何谈实施？庆幸的是，我们有数年门诊电子病历的使用和实施经验，"嘉和"有良好的技术框架和技术力量，还有就是通力合作的良好意愿和氛围。

在信息部办公室的狭小空间，时常进行着一轮轮的头脑风暴。要实现成功应用，必须要解决如下几个问题：①首当其冲还是集成问题。门诊医生站是 HIS 系统的核心，主要为出诊医生下诊断、开处方、开检查检验申请等工作服务，病历书写只是其中一小部分工作，因此电子病历不能作为一个独立系统出现，必须无缝化嵌入、集成在 HIS 系统内部，实现界面集成。②门诊电子病历必须解决快速书写、方便查看既往门诊和住院病历资料、及时采集患者临床信息等问题，所以在门诊系统中，病历必须嵌入医生工作站，让医生感觉系统是一体化的，避免有系统切换感。

第二，历史数据问题。门诊病历同住院病历一样，由于肿瘤医院的特殊性，复诊患者比较多，所以历史数据不仅不能置之不理，还要更好地集成和继承，包括历史的门诊病历内容、历史的检验检查结果等。通过与老系统的对接，必须将门诊患者必要的历史数据集成到新的电子病历系统中，方便临床医生对复诊患者的诊疗操作。

第三，稳定性问题。门诊无小事，信息系统的稳定性和高可用性的重要性人人皆知。毕竟，HIS 和电子病历系统的集成存在着一定的风险。为了在电子病历系统瘫痪时不影响 HIS 系统的开单，保证正常的门诊秩序，我们提出了门诊医生站"既能依托电子病历，又能随时撇开电子病历独立运行"的要求。为此，系统设计时专门设置了一个开关参数（是否使用电子病历），同时还设置了数据双系统同步机制，既保障上线的可控，又保障故障的应急处置。

确定了上述问题的解决方案后，又确定了"明修栈道、暗度陈仓"的组织策略，即表面上门诊医生站同步升级，一揽子解决以前 HIS 遗留问题，优化操作，提升临床用户体验，而实际是"趁机带动新的电子病历系统上线"。

在着眼于稳定性的前提下，系统技术和数据准备进行了相当一段时间的测试和试用。

同住院病历一样，门诊系统也是在试点科室稳定运行后，才逐步推广到全部门诊使用（截至 2014 年 4 月 1 日，全院门诊科室电子病历使用率达到了 100%）。

与之匹配的随访系统随后建立起来，当患者门诊复查的时候，系统就知道该患者来了（自动提醒），默认患者生存状态良好（考评肿瘤诊治水平最关键的指标是生存期）。医生在诊间诊治的时候可以根据病情随时做随访记录。如果患者在约定的复查周期内没有出现，那么医院随访组的老师就会通过电话或其他方式进行随访，数据记录和临床随访记录互通共享——作为研究型医院，数据贯通的价值是医生最愿意体验的，因此，门诊病历记录不仅方便了医师的临床诊治，更解决了他们科研需求。

总之，门诊病历系统实施的重点是：必须稳定系统和提升用户体验。

第五阶段：研发专科病历，满足个性化需求

通用的"大病历"已经不能满足个性的需求，病历个性化要求具有合理性和迫切性。

专科化电子病历建设的前提有两个：一是专科化的个性需求；二是软件平台对个性化的支持。建立专科化病历是我们与临床碰撞的结果，对个性的支持也是"嘉和"V6系统框架设计的初衷。

肿瘤专科医院确定了其诊疗患者的特性，即治疗的连续性——患者从最初的发病到后续的整个治疗过程都连续在一个医院完成。所以我们的专科化电子病历也是从考虑单个患者治疗过程的展现出发。

我们和临床科室主任共同确立了建立专科化系统的指导思想：采集第一手临床数据，避免差错；最大限度地减少医生写病历的工作量；同时最小限度地满足医政管理要求；为后期的数据利用（科研、管理、运营等）提供服务。在科室主任的直接参与下，我们对从入院志的主诉、现病史、既往史、专科体检到手术记录，直至出院小结等环节逐一进行分析，具体设定信息采集的时机、途径、方式、约束等，还考虑了设计界面的便捷性和易用性。2012年3月，住院部分的专科病历研制出来并上线运行。

所谓专科，其实就是科室不同于其他科室的专有属性。比如化疗、放疗、靶向治疗、疼痛评估，化疗过程和疗效评估，临床入组，肿瘤MDT，复查随访等都带有专科特性。需要信息化吗？需要电子病历吗？需要，而且这个专科信息化是我们HIT人没有终结的战场。

医院的电子病历系统经历了持续不断的研发建设、优化、补充，我们收获颇多。

（1）《人月神话》作者弗雷德里克·布鲁克斯早在30年前就说过："所有软件活动包括根本任务——打造构成抽象软件实体的概念结构，次要任务——使用编程语言表达这些抽象实体"。在完成电子病历系统建设的"根本任务"这一

点上，由于医院一方在总结以往经验基础上，对"需要什么内容以及需要什么样的软件系统"做出了较为完整的构想，而供给方的软件基础架构又恰能基本上支持我们的构想，两方的恰当结合，使我们搭建起了作为这个项目"根本任务"的"概念结构"。

（2）同样地，我们吸取了软件大师弗雷德里克·布鲁克斯总结出的"缺乏合理的进度安排是造成项目滞后的最主要原因"的教训，按照"先主后次、先核心后外围"的原则，做出了切合实际的"分阶段实施"的安排，结果证明，这个安排是恰当而有效的。"概念结构"的建立，"分阶段实施"的安排，正是领导层反复强调的"顶层设计"的核心。

（3）建设一套系统，树立"以我为主"的理念，做到有主见、有思路是必要的，寻找到"乐于合作、懂得合作、能够协商配合的伙伴"同样是必要的。

（4）"用户满意，愿意使用"是我们追求的目标，我们感觉到，作为医院的IT 人员，在系统建设过程中，常常"换位思考""体会使用者的感受"，是达到这一目标必须遵循的理念。

（5）像电子病历系统这样的系统，建设和应用涉及多个部门、多个人群，因此，它的整体方案、功能结构、乃至实施顺序等重要环节，都需调动各方资源、组织讨论、沟通协商，实施过程中才可能做到相互理解、相互配合。

（北京大学肿瘤医院信息部　衡反修、庞娟）

让门诊化疗也同住院一样

患者到医院看病实在是一件令人痛苦的事情，如果是肿瘤患者就更痛苦了。患上肿瘤，一切都变了！工作、学习不能继续，事业发展无从谈起，生活变得一团糟！巨大的精神压力，沉重的经济负担，犹如暴雨骤风般迎面袭来，让人难以承受。

尤其是肿瘤疾病的治疗过程，无比漫长，一年、两年、三年、五年、甚至终生，每次治疗过程之艰难、之烦琐，更让人恨不得发疯！

就拿门诊化疗来说，患者需要经过艰难的过程才能约上专家。看过专家，做完各项检查检验，如果需要手术则又在焦急中等待住院床位，以便安排手术。出院后往往会做化疗，这时候还需要按照医生开具的一个个疗程的处方去交费、取药。取的药往往包括很贵重的化疗药，需要按说明保存在冰箱里，此外，还有一大堆输液用的盐水、葡萄糖水，一次取药需要一大纸箱。

最麻烦的是，每次到医院输液，患者还要按照当次的量带着药和水。路途遥远，可能需要乘坐几个小时的公交车转辗到医院，一路上，既担心贵重药品在路上因没有合适的温度而变质，又害怕大大小小的玻璃瓶盐水、葡萄糖液体瓶被挤裂。

患者忍受着化疗的副反应，头晕、恶心、呕吐，还得担心药品的安全，实在是痛苦至极！

医院也有担心，化疗药品是否保存得当？患者带的药品是否出自本院的药房？如果是外购的假药，患者受害，责任谁担？

了解到这种情况，我们开始想，能不能借助信息化手段，帮助患者摆脱这种困境，也让医疗安全得到更好的保障？我们的整体思路就是：让门诊治疗的患者也和住院患者一样，只需按照医生开具的疗程处方完成交费，随后就是按照医嘱给定时间、拿着治疗单（输液单）来院治疗就可以了，如同住院患者在院治疗一样。如果治疗过程中发现方案不合适，还可以退换更改。

这样的设想虽然很好，但是把它变成现实却不是件容易的事。

把这一方案变为现实，仅仅依靠信息部门远远不够，流程优化需要多部门配合才行，除了信息部，还涉及门诊部、药房、配液室、执行化疗的医生护士、开具处方的医生、收费处等，少了哪个部门的支持配合都不能实现。

北京大学肿瘤医院认定了此举是方便患者、保障医疗安全的好事情，便下定决心，克服困难，将此设想变为现实。

医院的运营管理部门承担起此项任务的组织协调任务。接下来是，隔三差五一次次的协调会，论证会、商讨会开了 20 多次，然后是若干次的信息系统实验、调试，前后持续了半年之久，终于将这一信息化难题攻克，使门诊化疗同住院化疗模式基本一样变成了现实！这就化解了门诊化疗患者的种种烦恼，使其医疗安全得到保障，输液用的配液也实现了集约化使用，还降低了治疗成本，患者、医院都受益。

通过这件事，我们体会到：①医院信息化工作质量与水平的提高，的确会给患者带来极大的方便与安全，也会给医院带来很多益处。②医院信息化工作不仅是信息部门的事，还需要强有力的协调部门牵头，协调组织，多部门协同配合才能完成。③医院信息化的灵魂，是将医院先进的管理理念借助信息化手段不断实现的过程。

（北京大学肿瘤医院　衡反修、韩翠娥）

手术状态显示屏诞生记

　　走进 301 医院外科大楼的手术家属等候大厅，你会看到上百号等候家属静静地坐在整齐排列的椅子上，有的在看手机，有的在看报纸，有的在三三两两地交谈，这些人还时不时地看看挂在墙上的那个"手术状态显示屏"。

　　屏幕上一直滚动显示今日手术的病人信息和手术状态信息（见图 1 和图 2），比如：××人、××病区、××床的病人的"手术状态"显示出已经进入麻醉状态，过一会儿又变成手术进行中，一段时间之后，会变成手术结束，接着就会出现离开手术室。一旦有的病人手术状态变成"手术结束"，就会有人兴奋地开始往手术室门口走，准备看望自己的亲人。整个大厅中的人像在听报告一样，秩序一片井然。

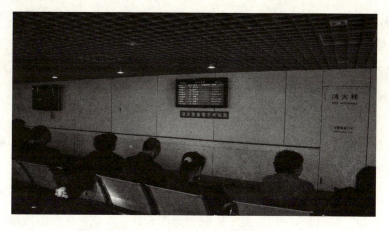

图 1　手术患者家属等候中

科室	床号	患者	手术时间	状态
耳鼻喉二	9		09:00	
耳鼻喉三	35			
耳鼻喉四	4		08:50	
耳鼻喉一	12			
耳鼻喉一	23			
耳鼻喉一	34		09:00	
妇科二区	1			
妇科二区	33		09:00	

图 2　手术状态显示屏截屏

以往可不是这样，在没有这个"手术状态显示屏"以前，几乎所有的等候家属都是焦躁不安，不时地跑到手术室门前，总想往里探个究竟，甚至敲门，想叫出个护士问一问自己亲人的手术情况。但无论你怎样焦急，在手术没有完成之前，等候的家属谁都得不到任何信息。等候的人们，要么是抱着脑袋窝在那里，心里闷得透不过气来，要么是焦急地走来走去。

研制这套"手术状态显示屏"的激情，正是作者在这样的处境中被激发出来的。

计算机室的邱明辉同志，父亲得了重病，医院决定手术治疗。手术那天，兄弟三人都在家属等候厅等候。开胸手术，持续时间之长，众所周知，可是，这么长时间，家人得不到任何信息！老爹的生死概率到底几何？谁都不知道！大哥最为不安，急得捶胸顿足，眼泪都流出来了。

有了这次体验，邱明辉决心研制一套"手术状态显示屏"，将每个患者的手术进行状态随时向等候着的人们通报，使等候的家人们时时心中有数，从而缓解大家焦躁不安的心情。

有了这样一个"手术状态显示屏"，才有故事开头那个秩序井然的场面。

这个显示屏的投入使用得到了医院领导的表扬，一次，医院的陈晓红副院长带着客人参观，走到这里，客人们看到这个显示屏和大家静静等候的情景时曾大加称赞，这也使陈院长感到几分自豪。事后，陈院长特地给邱明辉发来短信称赞："你们这件事做得很好！"

　　这样一个小故事，说明两个道理：一是，给出这样一个手术过程的显示，技术上没有多大难度，工作量也并不很大，甚至还算不上一个系统，但它对一个医院，特别是大型医院来说，每天都将有数百人从中受益。这一举措，正好践行了"勿以善小而不为"。二是，信息化的任务之一是信息服务，衡量信息化的作用不在于所用技术多么先进，不在于技术含量多大，主要是看其为管理、为医护工作人员、为就诊者提供的应用价值高低。

　　301 医院信息化工作者们做出了大量类似的信息服务，说明他们是处处站在服务对象的立场上，不断地扩大和深化信息服务内容。

　　希望我们的医疗 IT 工作者们，做出更多的有价值的信息服务。

　　　　　　　　　　　　　　　　　　（采访邱明辉　任连仲　整理）

手术计划安排表的诞生

一天，我走进心内科病区，偶然见到心内科住院总医生陶凯，看到他手里拿着厚厚的一把单子，我好奇地拿过来看了看，原来这是一张张手术计划表。表中内容，包括病人的基本信息、临床诊断、手术间号、手术时间及执行人等信息全部都是手写的。再细看，表上原来安排好的次序有的被勾上，有的被勾下，手术时间、手术执行人等信息也多处被修改，整个安排表已经显得凌乱不堪。

交谈中我了解到，我院心血管内科处于地区领先地位，加之近年来心血管病患者逐年增多，我院的 4 个导管室的手术量每天都安排得满满的。由于种种原因、比如某位首长突然住院了、某患者突发心梗了等紧急情况出现，手术顺序经常需要调整，手术表中的信息，如手术时间、手术间号、手术的医生护士等信息也常常更改。

看到此种情况，我随即想到，要是做成一套电子的手术安排表多好呢，要怎么调整就怎么调整，要修改随手即可修改，想看哪天的就看哪天的，而且既可安装在联网的台式机上，也可装进手持终端，随时随地都可操作、都可查阅。这不就"现代化"了吗！

再看表中的信息，有很多是数据库中已有的，如患者的人口信息、临床诊断信息、所在病区乃至床位信息、医生护士名称信息，等等。数据库中都有的信息，何必还要手工填写呢！

我们的任务不就是为临床服务，让医护人员的工作效率更高吗！这项需求已经明确，回来之后，我开始挤时间着手设计。

首先是列出功能。同其他信息系统设计大体一样，除了填入、调整、打印、统计以及增、删、改等核心功能之外，还应该具有使用授权、安装、维护等辅助功能。

然后开始设计。根据这些功能要求，我认为应该采用 B/S 模式开发这个软件，因为它的逻辑处理简单，无须安装客户端软件，省时省力，维护起来相对比较方便，况且这只是一个小的应用。

我不准备给现有的 HIS 数据库增加任何负担，涉及的数据量也不会很大，我选用了 JSP + tomcat + SQL Server 2005 Express 的系统构架。在我们的一台系统为 Windows 2003 的服务器上开发完成这项应用。

思路和结构定下之后开始详细设计。一动手就被一个不起眼的小问题——用户名的设计给难住了。

做 B/S 结构开发，多数都使用"假"用户，就是做一张用户表，用户的登录是利用一个有权限的公用用户去访问这个用户表来验证登录过程。如果这么做的话，我需要为每个心内科医生创建一个用户。心内科是个有 100 多人的大科室，如果都用这种方法登录，无疑将给使用者增加新的麻烦。我左思右想，忽然想到为什么不能用医生站上的用户名呢？这样，既不用维护用户表，医生也不需要记那么多口令，而且后续访问 HIS 时正好用到这个连接。

按照这个思路，我的实现方法是这样的：医生在系统的 Web 表单上输入医生站的用户名和口令后，服务器执行一个连接 HIS 主服务器的操作，如果返回成功，我的系统的大门敞开，就可以进行后续的操作了，而且这个 HIS 连接不会被丢弃，因为还要提取病人信息等操作。

其他的功能实现就比较顺利了。

医生登录系统后会提示医生选择自己的病区（对应不同的导管室），以及需要安排手术的时间（这里我做了一个不是特别美观的日历），默认时间就是当前时间的下一天。通过病人 ID 号即可提取病人信息以及临床诊断等信息，并自动填入表中。使用者可随意用鼠标做个点击或者触摸就可修改和调整表中的内容。当然，对 HIS 数据库，只能查询不能修改。所有的安排计划都存储在 SQL Server 中，以便执行打印、导出文件和按时间段进行查询统计等操作。

这个软件投入使用，不仅住院总满意，科室领导和医生也都满意，心内科荣誉副院长韩雅玲还专门请医务部主任在院周会上点名表扬了我们科室和我本人。

这一看似很小的创作使我感到，能够深入科室，细心体验科室需求，为科室做些排忧解难的事情，让他们从烦琐的工作中解放出来，更专心地投入到医疗服务中，这正是我们信息科应该做的，也是我们必须要做好的。

（沈阳军区总医院　王洪强）

一字之差带来的警示

2010 年我负责门诊系统日常维护工作。有一天门诊药局报告说：病人缴费后药品单位是"盒"，而不是最小包装单位"粒"，药品没法出库，也打不出患者的医嘱单。

为说明事出之因，得把我院门诊药局的设置情况介绍一下：我院门诊药局数据库中使用最小包装单位是"粒"，而不是"盒"，也就是说，假如药局中某种药有几千粒，但该药品的盒的数量是零。医生在"门诊医生站"上开医嘱时，可以选择"盒"，而患者在缴费时系统会自动将"盒"转换为"粒"，随即分配一个取药窗口，之后，患者去药局指定窗口取药。

接到报告之后，我立即赶到现场，药局的 6 号窗口前已经聚集了七八个等待取药的患者。由于个别患者是外地来的，很着急，怨气很大，场面一度混乱。

当时我的第一个想法是：能否让药局先出药，手工记账，回头我在后台修改药品信息，但门诊药局蔡主任说，如果这样做只是治标不治本，而且造成门诊药品信息不准，还可能出现这种情况：有的药品库存没有了医生也还能照常开药。

这一招使不得，只能迅速查找原因了。

我发现，这些出问题的处方都来自泌尿外科邱实主任的诊室。我紧急通知邱主任暂时停开处方。

我一边请门诊财务人员帮忙，为已缴费患者开通绿色通道，为每名患者退费，再按实际情况重新计费收费，一边直接赶到邱主任诊室细查究竟。

来到邱主任诊室，在没有查清问题之前，我先卸载了这台医生站上的软件，然后重新装上最新版本的软件。再看，问题不存在了。

问题虽然不在了，但原因还没查明。

我从患者那里要回退费前的缴费小票，回来后仔细审查问题所在，终于发现是因为这个处方指定的取药药局变成了门急诊"药库"，而不是门急诊药局。

按照系统的设计，药品在门急诊"药库"中是以"盒"为最小包装，而在门急诊"药局"是以"粒"为最小包装。问题就出在"库"和"房"这儿，难怪门急诊药局打不出患者的单子。

再追问，这个问题是不是只发生在邱主任的工作站上？其他工作上有没有同类问题？结果是，只有邱主任工作站上存在这个问题，其他工作站没有。好了，是个别问题，而不是系统的问题。

事情转入集中分析邱主任在"医生工作站"上的操作。

分析过程中，我想到，我们的医生工作站中是可以配置药局的，由此，我猜测，肯定是邱主任在开药之前，电脑陷入"屏保护"状态，鼠标随意一点恰好点出了配置药局的下拉列表框，同时又碰到了鼠标的滚轮，从而造成当前药局指向了门急诊"药库"。

按照这一分析思路，我做了仿真模拟，发现果然如此，与猜测的完全一致。

这个小错误非常隐蔽，很难在当时的混乱场面下迅速发现。由此可见，"药局"与"药库"，一字之差，酿成了一阵大乱，小问题带来了大麻烦。

但这一事件也说明，遇到问题，只要沉着冷静，理出思路，仔细分析，就能找出原因所在。

（沈阳军区总医院　王洪强）

用户需求触发灵感

——忆 251 医院 "综合信息实时查询系统" 的诞生

"需求牵引，技术实现"，陈恒年院长的一句话，启迪诞生了 251 医院 "综合信息实时查询系统"。

灵感是直接感觉和理性思维的共同结果。灵感往往 "采不可遏，去不可止"，如不及时捕捉，就会跑得无影无踪。

1999 年 1 月 1 日零点切换，251 医院抛弃了传统手工作业方式，"军字一号" 医院信息系统正式全面运行。在建好用好信息系统的同时，如何依托良好的网络环境和良好的系统基础架构，拓宽应用范围，提高网上信息服务效能，成了我院 "一把手" 关注的新的重点。

陈恒年院长对信息化建设和应用，向来是 "身先士卒"，无论是科室应用软件，还是机关查询系统，他都会在百忙之中抽时间畅游和捕捉 "信息"。一天，陈院长在机关走廊上碰到了我这个统计助理员，问道："我怎么才能够随时看到门诊部每个医生诊治病人的情况？" 因为当时的查询系统只有 "综合查询" 和 "医务统计子系统"，而且仅能查询日前的数据，需要更多的信息则只能从后台数据库中再做检索。

领导的一句话，触动了我们开发一个 "综合信息实时查询系统" 的灵感，我将这个想法向当时的信息科主任李华才汇报后，得到他的积极响应。

随着系统功能模块的不断增多，医院数字化程度不断提高，再加上 "军字一号" 的数据结构对用户是开放的，这种需求也具备了实现的可能，于是我们共同整理相关需求，进行分类归纳，理出所需 "信息服务" 条款，写出开发 "综合信息实时查询系统" 的报告，报请陈院长。

院长随即拍板同意开发这个系统。

因为自己科里人手不足，李主任还请宣化炮院计算机室赵艳琴老师前来帮忙。依托"军字一号"工程系统丰富的数据资源，我们研制和开发了包含"军人综合信息""门急诊信息""临床信息""手术信息""医技工作信息""药品管理信息""卫生经济信息""质量管理信息""人员信息""物资信息""院务管理信息"等 13 个模块的"综合信息实时查询系统"，从而解决了多方面的信息实时查看的需求，弥补了原系统查询信息量的不足。

灵感具有"采之不尽，用之不竭"的特点。越开发，灵感产生得越多。随后，我们针对"军字一号"工程刚刚上马、操作人员水平参差不齐的情况，在系统中又开发了若干监控功能，比如，我们根据核查条件制定出核查规则，嵌入到一些录入时容易出现错误的地方，让系统实时显示输入错误以及错误产生原因，做到随时核查，随时显示，及时纠正，进一步保证数据质量。

"得之于顷刻，积之于平日"，灵感具有稍纵即逝的特点，如果不能及时抓住随机产生的灵感，它可能永不再来。因此，我干脆来个纸笔不离身，一有灵感就随时记录下来。在随后的系统应用中，陈院长不断提出新的管理需求，大家不断积累经验，持续完善这套系统，接连又开发了包括特殊病人信息监控、环节质量控制、费用信息监控、药品使用信息监控等质量监控模块，应用于日常管理工作中。

随后我们又发现，原来系统的挂号和收费两项功能是按专业分工配置的，而这两项业务量的时间分布是很不均匀的，刚上班时挂号窗口很忙，收费窗口却几乎无人问津，9 点过后，情况正好相反，于是，我们调整系统的功能配置，同时让窗口服务人员业务多元化，让同一窗口既可挂号又可收费，这样就大大提升了员工的工作效率。

"综合信息实时查询系统"在多个部门得到应用，比如，管理部门通过实时查询各诊室医生接诊病人情况、各临床科室人员与床位比情况、手术室占用情况等，可及时调配人力，提高资源使用效率。

"综合信息实时查询系统"在院内受到各级管理者的好评，还陆续被军内外50 多家医院移植，推广应用。

在此基础上，我们还结合军队医院特殊任务研发了"平战时卫勤保障辅助决策系统"，该系统于 2003 年获得了军队科技进步三等奖。

只要你不畏劳苦地学习和积累，孜孜不倦地思考和探求，灵感就会来叩你的心扉，成功就会属于你。

（251 医院　张丽君）

不畏艰难险阻
——斗智斗勇，决战决胜

我们唯一需要恐惧的事，是恐惧本身。

——罗斯福（美）

世界上有许多做事有成的人，并一定是因为他比你会做，而仅仅是因为他比你敢做。

——弗朗西斯·培根

我的第一场实战体验

出 征

1998 年的元旦马上就要到了，掐指一算，参加"军字一号"工程已经半年了。这是一个多么充实的半年啊，正常情况下多半是干到晚上 10 点，精神特别兴奋时甚至干到凌晨才恋恋不舍地离开办公室，周六还要加班一整天，也因为自己刚刚毕业，在陌生的大城市也举目无亲，所以周日也常常在电脑前面继续编码。就是在这样的周而复始的繁忙战斗中，不到半年时间，从零点起步，我完成了"军字一号"医院信息系统中的"费用统计查询系统"的开发任务。通过该系统的开发，我基本掌握了整个系统的医疗费用管理结构和处理逻辑，应该算对整个工程的卫生经济分系统有了初步了解。想想手中的任务基本结束了，正琢磨着元旦期间如何消遣一下。就在这个时候，主任走过来跟我说：准备出差，去马鞍山钢铁总院安装实施我们的系统。

听到这个消息真是兴奋啊，长这么大，出差是个什么概念、什么滋味还没有体验过呢。到一个陌生的地方执行任务，对于一个平常只知道埋头编程的单身 IT 男来说，还是很有吸引力的。

后来才知道，决定让我上马鞍山钢铁总院还是颇费一番周折的，当时科里觉得我毕业不久，年纪太轻，担心我没有经验，在现场可能出不上大力，但又觉得任务中需要我这样一个角色，加之我工作还算努力，于是最后决定，就让几位老师辈的带我一起上阵。

严峻的挑战

事到临头才知道，这次出征，任务之重、难度之大可是不同寻常：第一，这是"军字一号"医院信息系统第一次在军队以外的医院安装，而且是完全由我们这个团队完成现场实施，这对我们每个人无疑都是一次严峻的考验；第二，马鞍山钢铁总院是国家指定的医保试点单位，企业领导已经决定在 1998 年 1 月 1 日这一天，全部在职的和离退的职工一律实行新的医保结算，我们这个系统必须满足这一要求；第三，为保证马鞍山钢铁职工医保结算的及时和准确，在这一天必须将"军字一号"医院信息系统的全部功能——不仅是预约挂号、计价收费、医护工作站，还必定包括药品、器械等医用物资等所有管理功能全部运行起来；第四，实施任务不只是马鞍山钢铁总院本身，还有分布在全市各地的 6 个门诊部也必须同时使用这套系统。这样实现"1＋6"医疗机构的、全面的同时上线、全面实现新的医保结算的任务，这是我们从未遇到过的一项特殊任务。4 个人，两周时间，不用说对我这样的新手，就是对我们这个现场实施团队都是一个严峻的挑战，都是"大姑娘上轿头一回"。我们这个团队，我就不用说，只是初生牛犊无所畏惧，对几位老手，尽管事前马鞍山钢铁总院曾经派人来我们医院参观时，通过交流沟通，对其医保规定有所了解，但要全面实施医保结算，心中仍然底数不足。

几位老同志有多老呢？其中最老的是薛万国老师，年龄只比我大不到 10 岁，卓贵华老师毕业时间与我相比只早一年，杨秀合老师的资历位居上述两位之间。这么一个年轻的队伍，上阵的勇气从哪里来？我的感觉，一是凭着这个系统是我们自己亲手开发的，有着"艺高人胆大"的感觉；二是凭着我们室的整个团队，无论遇到什么困难都具有勇往直前的精气神，凭着我们每个人心里总是怀着无论遇到什么困难都可无坚不摧、战无不胜的信心走上这个征程的。

紧张的战斗

　　凭着一股子兴奋劲，一行四人有说有笑地踏上了南下的"征程"。十多个小时的行程也不觉得乏味，转眼间就到了马鞍山车站。医院很热情，早已派车在站前等候，到达宾馆，放下行装，接风时的美味还没有来得及消化，就立马赶赴工作现场。整个宾馆什么样子，直到回来也不知道，因为到达之后，紧张的工作就一刻没有停歇，我们既没有享受宾馆的娱乐设施，也没有机会光顾宾馆的餐饮场所，基本上是凌晨 1 点多钟才回到宾馆，蒙头就睡，早上 8 点起床就直奔医院现场。

　　我们办公的地方安排在一个已经不再使用的教室里面，房间很大，靠墙摆了一排桌子，桌子上面都是电脑，我们一字排开在那里工作。系统软件安装、基础数据核对、各种初始条件设置、软件模拟测试……按照指令长的布置，分头展开。自从我们到达医院，那个教室应该就是整个医院里最繁忙的地方了。

　　江南这个地方，元旦前后的天气总是不给好脸，天天下着小雨，教室里阴冷而潮湿，对于我这个从小生长在南方的小子不会有太多吃惊，可是我们另外几位出生于北方的老师可就很惨了，衣服带得不够，不仅感到背冷，两只脚也不断跺着。太冷了就弄个棉大衣披上，感觉有点疲倦了，两位吸烟者不顾别人的感受大口大口地吸了起来，整个房间烟雾缭绕，我们的薛老师平时是不怎么吸烟的，他竟然也加入了吸烟队伍，我嘛，偶尔也来上几支，缓和一下紧张的神经。

　　医院各方面早已得到通知，元旦那天要有新系统上线，医院各项业务将进入电脑自动处理时代。在我们来医院之前，已经安排医院先行做过简短培训，至于培训的效果如何就不知道了。

　　何少锋院长很关心系统上线的事情，经常过来问问情况。随着后来在医院信息化领域经历的增多，我才知道信息化建设中一个强有力的能够理解并支持信息化的领导是多么重要，事后也证明，这是我们这次实施成功的非常关键的一个因素。

来到现场我才知道，任务当中最难的一项是分布在市内各地的 6 个门诊部也全部用上这套系统，并与医院总部相连，实现数据同步汇总，每天都要完成包括职工医保在内的费用结算，保证第二天一上班能让管理者们看到所有各门诊部的业务数据。由于时间紧迫，来不及在北京准备这套数据同步软件，决定来医院之后现场开发。大家商量了一下，薛老师拿出解决方案，编程任务就交给我了。好在软件的工作量不是很大，利用电话线，通过电话拨号联通各门诊部的网络，登录各门诊部服务器下载数据，然后将数据上传到院本部的服务器中。那个时候，没有现代的互联网，只能采取这个办法。好在那个时候各个门诊部每天需要传输的增量数据不是很大，这个工作模式还是可以应对的。这个数据同步，在我们的系统中，虽然是从未使用过的一种应用，但是由于此前杨秀合老师和薛万国老师曾经"玩过"利用模拟电话完成数字通信，所以，在我们的团队中这一道关卡也顺利闯过了。

实现职工医保结算——包括统筹金、账户金、个人支付金全部实时结算，虽然马鞍山钢铁总院的规定有其个性，有其特殊性，但是，凭着我们的薛万国老师、杨秀合老师已经做过了能够满足全军医院需求的社会医保接口，这一难题，在他们的手中也没有成为难题。

时间过得很快，一晃就到了元旦前夜，工作量最大的一块来了，门诊部的6 套服务器必须加紧准备，零点切换系统的决定从来都没有动摇过。不过印象里最深刻的就是那天晚上院长来到我们工作的教室，再一次了解我们系统准备的情况，还给我们送来了几包香烟，那是我第一次看到"软中华"呢。看得出，院长心里还是没底，不过那个时候我们可顾不上关心他的情绪了，只管加紧干我们的事。服务器复制的工作大概从吃过晚饭就开始了，按照"指令长"的部署，杨老师、卓老师他们各自单独一组，因为没有经验我就跟着薛老师了，每组负责两个门诊部。

"克隆"工作好慢啊！已经是晚上 9 点多了还未完成，看样子今天回不了宾馆了，困了就在长凳上眯一会儿。6 台服务器复制完成，连夜扛着这个笨重的家伙"打的"出发。城市的夜晚潮湿清冷，街上没有多少人，也幸好街上人少，虽然各个门诊部距离总院挺远的，跑起来还是比较顺利。我们安装好服务器，配置好通信线路，经过简单调试，系统能正常运行后又回到了那个教室，因为我们必须等到凌晨系统切换后没有问题才能离开。零点过了，1 点也过了，很平稳、很安静，大家都很累了，这才回到宾馆休息，打算早上 8 点一上班再来现场看看。

其实，真正的考验在后头，8 点上班才是真正的尖峰时刻。果不其然，8 点一到，宾馆的电话就狂响起来了，他们 3 位都被叫到了门诊收费现场。听说，现场气氛相当热烈，收费大厅挤满了人，队伍长长的，人们情绪激烈，尤其窗口前面的人语气激烈，甚至还有人敲打收费窗口的玻璃，据说院长当时在现场看到了这种情况，实在顶不住，就悄悄走了。其实，造成收费窗口等待的这个情况原因很简单：收款员操作不熟练，收费速度慢所致。可怜我们的 3 位老师，面对这种问题也只能干瞪眼儿，没辙。当我到达门诊大厅时，人群已经消散了很多，前面的热烈场面我是听 3 位老师说的，并没有亲眼见到。到了下午情况就好多了，紧接着第二天情况就更好了，6 个门诊部的数据也及时地汇总到了院本部，我们也轻松了很多。

多年之后，在我印象中最为深刻的就是上马一个新系统时，岗前培训太重要了。在医院信息系统建设中，这种窗口服务的系统，任何一个细节都必须认真考虑周全。

接着就该炼我了，看我的工夫了，我是负责财务统计的。

经过各项检查，我没有发现问题，我们的"指令长"决定，准备撤退。

撤退前的一刻

已经预定好了下午从南京出发的火车，吃过午饭，医院送我们去南京的车已经在外面等候了。我们还和往常一样，浏览一下电脑上显示的各个系统的运行状况，一切正常，于是起身，拿起行李准备上车。杨老师和薛老师都已经在车上了，我也一条腿迈进了车门。

就在这时，落在后边的卓贵华老师一声叫喊："等等，这里有个错误！"这一突然的声音硬生生把我拉下了车，还查不查？南京的火车还赶得上不？我一看表，还有时间，赶忙回去查看。我重新坐下来，发现这里还真有个数据统计上的错误。薛老师也在我旁边坐了下来，我们一起检查数据到底错在哪里。

这项统计涉及的后台数据很多，统计逻辑很复杂，要揪住那个小 Bug 并不容易。时间一分一秒地过去，我的额头开始冒汗，而其他几位老师也在一旁着急，那边的火车可不等人啊。"别急别急"，薛老师一边安慰我，一边帮我仔细推敲程序逻辑。到底是经验丰富的专家，从一个非常不起眼的统计语句中发现我的统计条件有问题，没有排除一对多关联时造成数据重复累计这一问题。问题找到了，改起来就简单了。重新编译系统，版本更新，解决完毕。我们又可以出发了。

在上车的时候，薛老师故意戏弄性地跟我说："要不把你留下，看看程序还有没有其他问题。"我看了看我们的领导，说："好啊，等你们一走，我就从这儿直接回老家过春节了。"

感悟和愉快

火车开动了，我的第一次出差就这样结束了。因为没来得及仔细体验星级宾馆的滋味，也没有真正观察南国钢城的美貌，心中存有几分遗憾，但又想到，用两周的时间跟着老师们一起高速度地打了一个歼灭战，心中是愉快的，是轻松的。

这第一次出差，跟随几位老师一起战斗，使我初步体会到，作为一个得力的工程师，平时多些技术积累多么重要！干起事来，充满勇气、信心，具有良好的精气神多么重要！也使我进一步理解了"战略上藐视敌人，战术上重视敌人"一语的真正价值。

18 年过去了，当我得知，这个系统在马鞍山钢铁总院还在运行着，在原有基础上还在继续扩充、壮大着时，更增添了几分欣慰。

（301 医院　刘敏超）

"军字一号"紧急进驻"小汤山医院"

2003年4月，北京市全城恐怖，马路上再不见昔日的拥堵；地铁和公交正常运营，车上总有座位可坐，最拥挤的地铁一号线也再没有以往那种把人挤成"照片"的景象；走进任何一座大院你都必须经过"体温测试"；无论走到何处，每人的脸上都戴着一个大口罩。

因感染人数报告不实、处置不力，原卫生部部长和原北京市市长同时被免职，4月20日，新领导上任后官方公布的初步调查结果显示：北京有346人感染"非典"，这个数字是此前官方公布的10倍。此后，"非典"患者和疑似患者，每天都在增加、增加……被感染人群将会达到多少？似乎谁都做不出准确预测。

这么多传染病人送往哪里？怎么安置？成了当时决策层的第一大问题。北京市委、市政府果断做出决定，要在5日内抢建出一个"小汤山医院"，专门收治"非典"病人，并且，为保证这一抢建任务按时完成、及时收治和有效管理，同时向中央政府和中央军委发出报告，请求支援。

报告送到中央军委，军委立即做出批示，4月23日傍晚，批示送达总后勤部。总后勤部当即决定："小汤山医院的运营管理全盘交给总后卫生部负责"。

总后卫生部连夜研究部署：任命北京军区原卫生部部长张雁灵担任院长。正在国防大学学习的张部长接到电话，不到一小时赶到总部。卫生部首长与张雁灵部长一起研究，当即决定成立协调组、医护组、保障组、药材组，还有一个破天荒的决定是，同时组建信息组，并指定信息中心主任宁义担任组长；医护组由各大军区抽调，每个军区包干一个病区；北京几所大医院抽人组成医技班子，抓紧准备仪器设备。

命令下达后，各路人马迅速开赴"小汤山"。

总部提出的目标是：做到"零死亡""零感染"。在那样一种病因尚未摸清、谁都不知还会增加多少传染病患者、患者病情会发展到何种地步的大背景下，敢于提出这样的目标真可谓大胆，真可谓魄力惊人。

怎样达到这个目标？这对每一个参战者提出了严峻挑战。

各大军区抽组的医护队伍在开往北京的火车上，军医和护士们议论着，有人提出问题，有人提出建议："到那个地方，医疗和护理文书怎么记录？怎么传阅？检查检验报告怎么调阅？"有人说："看样子，我们又得回到解放前了，依然是手工作业吧！"立刻有人反问："传染病区之间，工作人员不能随意走动，信息传递又怎么办？"又有人提出这样的主意："将写好的医疗文件、做出的检验结果和检查报告往门窗玻璃上一贴，你们看吧！"又有人问："图像片子又怎么办？"……大家都在为没有可以共享的信息系统而为难。

此时，医院抢建的战斗正日夜进行，风雨无阻。几千人进入工地，各种机械开进现场，战斗之紧张，不在现场的人难以想象。各方人马都只顾抢先完成自己的任务，已经不再遵守以往的操作常规，推土机横冲直撞，几吨重的大铁铲竟然在人的头顶上掠过，现场人员没有哪一个人的眼圈是不红的。一所医院，从平整土地，构建房屋，安装水电，还要装进各种医疗装备，仅限一周时间，那将是怎样的一场"混战"啊！

其他各条战线我们不说，这里专门讲述信息组的那场战斗。

众所周知，一个信息系统的建设少不了这样几个环节：系统选择、系统安装、综合布线、基础数据整理和装入、人员及各种个性化条件设置、设备安装、链接和调试。

在这种极端特殊的情况下，看他们是怎样冲锋陷阵并把这诸多环节个个拿下的。

使用什么系统？必须当机立断，做出抉择。军队手中有两套系统可供选用：一套是 20 世纪 90 年代早期使用过的"单机版"；一套是"军字一号"医院信息系统。

使用"单机版"？不能实时完成诊疗记录，不能实现包括检查检验资料在内的各种医疗信息的共享；完全靠手工书写、人工传递诊疗信息，距离"零感染"的保障要求距离太大。使用"军字一号"医院信息系统？保证各种诊疗记录随时完成并充分共享没有问题，但留给他们的时间之短可想而知。总共不到一周的建设周期，允许他们进入现场的时机又一定是最后。这期间，要采购各种设备，要完成综合布线和设备安装，要准备全套的应用系统，并完善各种数据字典和各项初始化设置，而且还要完成与各种检查检验设备的互联互通。这么多项工作，时间够吗……存在着一系列悬念。但是，达到保障目标要求就是命令，作为信息组负责人的宁义拍案决定："拼死也得上'军字一号'！"

先说设备采购。那个时候，IT 设备厂商最为集中的中关村，几乎所有店铺都已关门停业，打电话没人接听，最后联系到 IBM 公司本部，他们答应提供设备，可运送设备时又出现了问题，运送车辆开到中途，车上的搬运工人听说是送往"小汤山"，便急忙叫司机停下，这些人跳下车来撒腿就跑。后来，好不容易又动员出几个工人把设备搬运到了现场。

再说综合布线。整个医院抢建时间总共不到一周，允许布线人员进入的时间只能排在最后，算下来最多一天。可这时问题又来了，谁到现场施工？

说起工程实施，一天前还出现了这样的事件：北京"天健"公司老总姜跃斌勇敢地承接起系统建设任务，指定了一个常年合作的公司负责派人前去现场实施，可是，类似的情况又来了，工人们听说是去"小汤山"施工，该公司竟然派不出一个人来。当时在场的只有这样几个人："天健"公司副总经理陈学才、远程医学中心负责人翟新海、263 医院信息科主任周亚春，以及 202 医院、401 医院几位工程师，做网络施工的工人一个也没有。紧急之下，宁义主任又是一个拍案："不管你是工程师还是老总，这里没有专业分工之说，大家一起上！会干的、不会干的，都得一起上！"

系统从哪里移植？"天健"的陈总联系上了 306 医院信息中心陈宇行主任。陈主任积极配合，很快，陈总便把这家的系统全部复制过来，宁义主任立即指挥在场的周亚春主任负责完善各种数据字典，完成各种初始化设置。

再说设备互联。各种检查和检验设备已经安装完毕，可这时，已有少量病人送进病区。医院管理者为了最大限度地减少感染的可能，"小汤山医院"被分成重污染区、半污染区和清洁区，这些设备大都部署在半污染区。要知道，任何人进入污染区都是冒着生命危险的。陈学才带上两名工程师，穿上隔离服，准备联结各种检查检验设备。在进入污染区之前，几个人还专门拍照留影，做好了在这里"光荣"的准备。由于这项任务对他们来说已是轻车熟路，几位工程师很快便完成了各种设备接口和系统互联。

系统准备好之后，开始安装终端设备时又出现了新的问题，原定的房间安排又有新的变动，布线还得修改。信息系统部署必须遵从业务安排，没得说，改！

经过这样一场场的紧张战斗，正式开诊前一天，终于将"军字一号"医院信息系统全部功能部署到位。

5 月 2 日凌晨，医院开始大批接收病人，入院登记、书写各种诊疗记录、在各自的终端上查看检验结果和查检报告、查看各种影像资料、下达医嘱、执行医嘱等各项业务操作像在正常医院一样有序进行，整个系统运行顺畅而稳定。至此，让"军字一号"支撑"小汤山医院"正常运转宣告胜利。

来自全国各地的所有医护人员，之所以都能在"零培训"情况下在计算机上熟练地完成各种作业，信息系统之所以能够在这种极端情况下迅速组建完成并投入使用，这得益于总后卫生部早期的英明决定：全军所有医院都使用"军字一号"医院信息系统；也得益于该系统最初设计时就明确的一个指导思想：设法培育用户的自立能力和自维能力，让每家的信息系统主管都能独立掌控并驾驭这套系统。

"小汤山医院"把一个个传染病患者治愈、送走，奇迹般地实现了"零感染""零死亡"，信息组也奇迹般地胜利完成了信息化的各项保障任务。

最后撤离时，信息组什么都不要，连北京市发给每个人的小灵通手机也交了回去，但有一样东西带回来了：一个主机的磁盘。回来后再复制一份，一份交给国家卫生部，一份留在总后卫生部。

这块磁盘价值多少？据说，国外有关机构曾经欲出资 150 万美元购买，但是由于这是国家卫生系统的极其宝贵资料，我们婉拒了对方。

（依据宁义的材料　任连仲　整理）

零点切换，一次成功

1999 年 1 月 1 日零点，对于 251 医院信息化建设来说，是一个值得永远铭记、值得怀念的日子。

这一天的零点，陈院长带领医务处、护理部机关人员一起，各就各位，严阵以待，当零点的钟声刚刚敲响，陈恒年院长一声令下，全院上百台应用终端、"军字一号"医院信息系统一期软件全部开通运行。

这一天，在 251 医院，各种手工作业被"军字一号"医院信息系统全盘代替，医院沿用多年的管理模式和手工作业方式焕然一新，原有的计价收费软件也被替换。

此前，20 多所医院试点，唯恐出现意外情况、出现差错，全都是原始手工作业与信息系统并行一段时间。这种双轨并行方式，使得全体员工异常劳累，弄不好还会出现手工处理的结果与计算机中的数据不一致的情况，到底谁错谁对还很难说清。

是哪位领导敢于打破常规，敢于采取如此果敢的措施？正是时任 251 医院院长的陈恒年。

充分准备，做到胸中有数

陈院长敢于实施这样的一次性全盘切换，并非猛然冒险，而是做了充分准备，他已胸中有数。

事前,他了解到"军字一号"医院信息系统架构好、基础好,上马这套系统,关键在于按照自己医院实际情况确定好业务流程,设置好基础数据,配置好各种参数。正式上线之前,他已做好如下各项工作:

✧ 成立信息化领导小组,将上线前必须做好的各项工作再做细分,责任到人。

✧ 在实行零点切换之前,就让医务处、经管科、统计室等相关人员将手工处理的和网络计算的主要数据进行逐一比对,若发现问题,则追根溯源,查找原因,及时修正,直至完全吻合。

✧ 早在 1997 年 251 医院被定为"军字一号工程"高级版软件试点单位之初,院长就在信息中心设置了自己的办公桌,常常与计算机工程技术人员一道摸爬滚打,做规划、录字典、装软件、测数据,事事亲力亲为。他要求工程师将各种设置好的应用软件全都装进他的电脑里,他先行熟悉试用。他说:"要求全院人员使用的软件,我要先会用;要求全院人员做到的,我要先做好。"

✧ 要求对配置好的系统严格测试,严格检查。

✧ 在重要应用点安排了既懂技术又熟悉业务的人员监察指导。

✧ 上线开始,他靠前指挥,亲临现场,要求安排在各应用点的监察人员,发现问题及时报告,安排工程师及时解决。

零点切换,不可能一点问题没有,出现一点小问题也在陈院长的预料之中。

早上上班后,乱子还是出了一些,好在多是由于个别基础数据字典设置不当以及培训不到位所致。非技术方面的问题也出现了一些,好在都不影响大局,诸如系统的业务流程与原来的操作习惯不一样,管理人员、应用人员不适应,便产生了种种议论,甚至埋怨;新的工作模式与原有的不一样,导致日常工作混乱的局面时有发生;做事向来比较保守的、反对单轨运行的人员,此时更表现出观望态度,出现问题不肯积极想办法解决;也有个别的,原本就不愿意"以新代旧"的早期应用软件设计者,根本就不愿配合,甚至有些抵触情绪。

面对这些情况,陈院长沉着应对,泰然处之,及时召集三结合的"信息化领导小组"开会研究,他要求,针对不同情况采取不同措施,属技术问题的由工程技术人员及时解决，属培训不到位的及时补充培训，属认识问题的安排相关人员做好思想工作，提高认识。

几天的"阵痛"之后，系统就正常地运行起来了。

发现问题，组织优化

系统运行过程中，他发现了几个不满意的地方，诸如：

查询系统能看到的内容大都类似于以前的医务统计报表，多是一天前的情况，能不能让我看到当天的、即时的情况？

看得出来，现在系统，药品、器械等消耗情况没有与医院财务系统连接，财务的收入支出情况与医疗的收入支出无法核对，如果中间出现漏洞我怎么能看得出来？

……

其中有些问题是原系统没有解决彻底的，有些是需要在现有系统上做延伸开发的。在他的眼里，不管是不足，还是缺陷，凡是医院管理需要的，都要补上！

陈院长很会利用一切可用的资源，他毫不迟疑，责成信息科主任李华才尽快收集整理各方的反应和存在的问题，写成书面报告，送达主管机关，请求帮助解决。

因为251医院是第一批试点单位，主管机关和系统的原发单位301医院对251医院的报告都很重视。总后卫生部的主管局长来了，信息中心主任来了，而且一并带来了专家和技术人员。很快，原系统中存在的问题、原系统的卫生经济管理与医院财务管理对接的问题，以及系统中缺少实时查询功能等问题，都逐步得到优化，得到解决。

一次切换成功，提出的问题得到及时解决和补充，系统的应用效果不断增强，这使医院各方人员信心大大增强，信息化意识也大大提升。

此后，251医院在院领导的带领下，在医院信息化进程中一直勇立潮头、

一路领先、不断创新发展，医院整体效率效益持续攀升，影响力迅速扩大，使
251 医院一跃成为"全军医院信息化研究与技术支持基地"和"全国数字化医院
示范样板单位"，在不长的时间里，医院的接待总量、收容总量和收入总量，从
原来的排名靠后一跃成为地区老大。

（251 医院　张丽君）

排除故障，穷追猛打

"叮铃铃"，办公室的 2 部电话先后响起急促的铃声。我习惯性地看了一下手表，10 点 10 分，心里不由一沉，看来昨天晚上的班是白加了，故障的原因还是没有找到。果然，负责运维的工程师小赵举着电话喊道："张工，又是 TNS-12500 错误！""没救了！"我不由得一句话脱口而出。

数据库 TNS-12500 错误，是我院将 Oracle 数据库由 7.3.3 升级到 8.1.7.0 之后逐渐出现的。之所以说是逐渐出现的，是因为开始时错误的发生并不频繁，但随着业务系统和终端数量的增加，几乎在每天的系统运行高峰时段错误都会如约而至，用户计算机终端上间隔出现标有 TNS-12500 错误的对话框。"看来我们医院的信息系统很人性化嘛，每天最忙的时候都让我们休息休息"，这是一位医生对我院门诊工作站的评价；"你们的系统是升级了？还是降级了？"这是一位院领导提出的问题；"张工，借我 2 只手吧，每天 10 点电话接不过来啊！"同事们也跟着凑热闹。

实际上，在第一次发现这个 TNS-12500 错误后，我已经意识到了问题的严重性，并开始着手寻找原因。第一步当然是先咨询我的 Oracle 大师 Metalink 了。果然是大师，一下就列出了相关文档 200 多篇。查看几篇之后，我的眼睛就花了，心里想："你是大师，还是导师啊？不用这么累人吧！"。文档内容多是按照可能导致故障的原因逐一列出的解决方法，经过对照操作系统平台、数据库版本、故障现象后，我选出了两条原因和与之对应的方法：一是数据库版本 Bug，需要将 Oracle 数据库升级到 8.1.7.4；二是操作系统内存资源匮乏，为容纳更多的客户端连接数可以将数据库调整为 MTS 连接方式，但 OTN 论坛中对这种方式的稳定性评述不一。

我当时感觉内存应该不是问题，服务器是刚换的 IBM255，4GB 内存，客户端数量虽然比原来增加了 100 多个，但原来的服务器内存才 2GB 也能支持。于是我越想越觉得这只是个 Bug，那就用对数据库打补丁升级的方式来解决它吧。经过第二天凌晨近 1 个小时的忙碌后，我怀着激动而忐忑的心情回到了家，"就看明天的了"。但结果我不说，可能您也猜到了，就是故事开头的那一幕。

难道真是内存不足了？当错误再次出现时，我打开 Windows 2000 性能页面，仔细查看着内存使用情况：操作系统内存使用率才 30%多，Oracle 进程占用内存 900 多兆，没看出怎么不足啊！

冥思苦想之后，带着疑问我去找"参谋"——Google 了。这个非专业的参谋是什么都知晓，只可惜什么都不精。中文、英文搜索结果无数，看来难兄难弟还真多，多数搜索结果只有提问没有答案。部分有答案内容的更是丰富多彩：游说中病毒的、重建监听的、调大 Oracle 数据块的、重建数据库的、还有重做操作系统，等等，还有的是把 Metalink 的文档又摘抄了一遍。给操作系统打补丁、查杀病毒等瞎忙活一阵之后，我决定，哪个答案都不采纳，不能乱碰运气，还是要踏踏实实地找原因。

可是时间不等人，"大师"和"参谋"已耗去了我 5 天的时间，但问题的原因连个踪影都没有找到。

机器还是不如人智慧，必须找人来回答这个问题了。我拨通了在 Oracle 公司任职的一位同学的电话。同学在听完我对问题现象的仔细描述后，非常热情地向我介绍了 Oracle 10g 的新特性（这时候也不忘给即将上市的新产品做宣传，真敬业），并答应与同事讨论一下这个问题后，通过邮件回复我。急切期盼后，我于第 2 天中午收到了邮件。同学觉得这就是一个典型的操作系统内存不足问题，解决的根本方法是尽量给 Oracle 客户端的连接让出更多的可用内存，具体方法有减少数据缓冲区、减少共享池、减少 Oracle 客户端连接使用内存堆栈或转向 MTS 连接方式，但对于操作系统内存使用情况的描述没有详细解释。

按照同学给出的方案，我将数据缓冲区、共享池、连接堆栈都进行了相应调整，情况果然有所好转，TNS-12500 错误由每天"上班"，改为每 2 周"报到"了。

"呵呵，终于走上通往解决问题的大道了！但是为什么内存绰绰有余，而Oracle 就用不到呢？"我心中的疑问仍然没有打消。压力小了，人感觉也轻松了，我静下心来，开始按已知的要素，更加精确地搜索 Metalink 文档。

终于，我也用实践证明了一次"工夫不负有心人"这句名言的无比正确。两天后在一篇文档的扩展连接中，我找到了一篇描述不同操作系统环境中Oracle 如何使用内存的文件，它解释了我所有的疑惑。

Windows 2000 中受 32 位操作系统的限制，进程的寻址空间最多达到 4GB，但由于操作系统内核需占用 2GB 内存，所以进程的实际可用空间只有 2GB，并且既然是寻址空间所决定的，那么这 2GB 不单单包括物理内存，也包括 Windows为进程所提供的虚拟内存（使用服务器版自带的性能分析器或其他进程分析软件可以看到）。这就解释了为什么内存有富余而 Oracle 用不到的原因。看来，之前是委屈 Oracle 了，不是它不用，而是 Windows 用一部分"山寨"的内存来"糊弄"它。同时文档中还提到可以在 Windows 操作系统层面做参数设置，将操作系统内核压缩至 1GB 以内，从而给应用进程留出 3GB 的可用内存空间。

有了上述对故障原因的透彻分析，问题终于被简单而又完美地解决了，我心里这个乐啊，从此 TNS-12500 再也不光顾我这里了。2010 年 1 月，我们又将数据库升级到了 Oracle 11g，这次无论是操作系统还是数据库都已经是 64 位了，并且在这几年中，部分应用程序已调整到了 3 层架构，TNS-12500 离我们越来越远了。

遇到问题，首先是要自己做全面、深入的思考，探求摸索，抓住线索，穷追猛打，必要时再求助和咨询。坚持这样的过程可能是痛苦的，但正是在经历这样的痛苦之后，才感觉到在信息的海洋中辨别出了真伪，使问题得以解决，又是极其快乐的。

（252 医院　张岩）

鏖战在子夜

做医院信息系统"保健医生"是信息科的重要使命之一，一旦系统出现故障，必须快速响应，及时排除。

2012 年 11 月 17 日，我刚来信息科工作半年多，这天我值副班，主班是熊俊芬工程师。白天，我们和往常一样巡视门诊部、住院部各科室，计算机系统运行一切正常。

风暴总是来得很突然，午夜 12 点，我刚入睡就被一阵急促的铃声惊醒。来电话的是医院总值班室，说急诊科的电脑联不上网了。"通知就是命令"，我急忙起床打了个出租车赶往医院。10 分钟后，我径直来到了急诊科询问情况，值班护士说系统无法登录，我 PING 主服务器 IP，网络是通的，再登录护士站查看，坏了！系统提示"数据库无法连通"。我立即给熊工打电话说明情况，此时她已经到办公室了，我也赶紧跑到办公室。一打开门我就惊呆了，不仅熊工和各位工程师悉数到场，张主任也赶来了，要不是已经午夜时分，真还以为是平时在上班呢！

张帆工程师正在重启服务器，试图连接数据库，结果失败了。屏幕上显示：

ORA-01113: file 10 needs media recovery

ORA-01110: data file 10: 'D:\oracle\oradata\orcl\RBS01.DBF'

此时此刻办公室的三个电话响个不停，"喂，信息科吗？我们医生站登录不上去了！""信息科吗？我们护士站不能转抄了，麻烦你们来看一下吧！""信息科吧，我们电脑不能下医嘱了！有个抢救的病人，很急！"……电话里传来各个科室焦急的询问声。

对于医院来说，电脑时刻都不能停转，因为随时都可能会有病人来就诊，你多耽误一秒，病人就多一分危险。

"韩露，你和张晓阳赶紧通知各个科室，说明情况！""张帆、李响，你们迅速查明原因！""小熊、夏慧，准备好备用服务器！"张主任果断地指挥着这场没有硝烟的战斗。

我们耐心地跟各个科室说明情况后，立刻回到张主任身边，只见主任眉头紧锁，正在听取张帆工程师的情况汇报。

"是由于医院的服务器老化等原因引起的备份的问题，数据库正在进行热备的时候服务器异常重启了，从而造成多个数据文件时间点不同步。数据库无法启动，必须利用最近一次的备份作全库恢复。"张工说。

"多久能好？" 主任看了看手机问道。

张工回答："最好的情况是 1 个小时。"

"要 1 个小时吗？" 主任有些着急。

"是的，最乐观的情况。"张工说。

主任陷入了沉思，这时刘聪、齐泉两位工程师也从机房回来了。

"主任，网络和交换机一切正常。"刘工说。

"看来确实是数据库的问题。"齐工补充说道。

"好，赶紧给收费室打电话，要他们转入备用服务器收费，急诊科医生手工开单，通知急诊药房、检查科室按故障应急预案工作……" 主任说。

同时张工开始恢复数据库。利用上一次的备份数据、故障点的控制文件、联机日志文件和归档日志，对数据库进行完全的恢复操作。

大家都目不转睛地盯着屏幕上一行行日志文件的恢复，时间仿佛静止了，甚至感觉能听到呼吸的声音，大家的心都提到了嗓子眼，生怕再出现什么意外。

就在恢复数据的间隙，张工对我们说："来，给你们讲讲故障现象和怎么处理这种问题。"于是张帆、李响两位工程师，从故障的原因到数据库的备份、恢复方案等给我们详细地讲解了一遍，我们都认真听着，仔细记着，谁也不敢有丝毫怠慢。

时间一分一秒地过去了，终于，数据库的恢复完毕了！

"赶紧启动数据库！"主任说。

"嗯，马上就好。"张工说。

又是几分钟的等待，数据库重启完毕，经过张工的测试，数据库一切正常。

"行了，没问题了，赶紧通知各科室。"张工对我们说。

我们迅速通知有关科室，系统可以正常使用。虽然短时间内各科室没再报告故障，但是大家丝毫没有松懈，依然坚守岗位，继续检查可能出现的问题，导入备用服务器产生的数据，直到确定一切正常，大家才拖着疲惫的身躯陆续离开，此时，时钟已经指向凌晨 3 点。

第二天早上，大家依然按时上班，看着行色匆匆的病人、忙忙碌碌的医护人员，整个医院秩序井然，就好像什么都没有发生过一样，谁曾想到昨晚的那场鏖战呢？

交班会上，张主任趁热打铁对我们说："打一仗必须进一步！这场鏖战虽然结束了，但我们必须认真总结，进一步分析这次故障的原因，反思教训，在以后的工作中提高我们的保障能力。"她还指出："医院信息系统安全运行的核心是数据库系统的安全，任何数据库在长期使用过程中，都会存在一定的安全隐患。当数据库发生故障后，必须在最短时间内恢复完整的数据库，保证数据不丢失，保证信息系统不间断运行可是一个技术活。为此，我们必须在平时就制定好完备的数据库备份、恢复制度和应急预案，并保证落实到人，演练到位。"

经过这次"抢救"之后，主任要求加快对已购的新服务器的安装、调试。同年 12 月，新的服务器成功切换。用两台 IBM 小型机运行最重要的 HIS 系统，操作系统统一使用 AIX 操作系统，同时数据库由 Oracle 8 单实例升级至 Oracle 11g RAC 双实例集群，做到了双机双活双备、负载均衡，服务器的利用得到了最大化，HIS 系统的稳定性、安全性大大提升。

这场惊心动魄的子夜鏖战，给我上了生动的一课：信息系统的故障虽不可避免，但通过领导的高效指挥、大家的团结合作，在最短的时间内排除了故障，把影响降到了最低，同时也尽可能地避免了故障的再次发生。信息科的张主任和工程师们在教会我们新人如何处理问题的同时，也告诉我们"在其位、谋其职、尽其责"这个道理。今天医院信息系统能稳定地运行，是张主任带领的团队付出了常人难以想象的辛劳所换来的。

　　这次故障幸亏发生在深夜，也幸亏原系统有一套"门诊应急备份"，才没有大面积地影响正常工作。

　　没有硝烟的战斗看似平静，却很艰辛！我热爱这个团结奋斗的集体，并为自己是其中的一员而深深地感到自豪！

（161 医院　韩露）

附录 A

"军字一号"工程研发的历史回顾

"军字一号"医院信息系统（也称"军惠医院信息系统"）自开始推广应用以来，除了北京天健技术有限公司经手安装使用的用户可数之外，其他渠道推广的，以及受它的理念和技术影响的用户已无法估计。20 年过去，一些年轻的使用者以及受其影响者对这一项工程的立项、研发及随后的大面积推广都知之甚少，甚至不知道其名称的由来。为配合前边的"点滴回望"正文的阅读，也为了让读者深入一步了解这一工程项目蕴藏着的经验以及从中提炼出来的规律，特将《医院信息系统建设与应用》一书中"'军字一号工程'的历史回顾"再做适当精简和补充，供读者参阅。

这一系统的设计和应用正值我国医院信息化从部门级向整体集成方向发展的初期。经过实践检验，这个系统的研发和推广应用是这个时期的成功案例之一。

尽管这个案例带有军队特色，与军队这一特定组织背景有关，但是，它的决策思想、设计和应用的组织领导、设计和实施中的思想和方法，对于我国正在推进中的信息化事业仍然有参考价值。虽然这已是历史，但仍不失其现实意义。

用"单机版"系统解决上报数据准确问题

1985 年，40 岁的傅征调任总后卫生部计划处工作。学医出身，也不是计算机发烧友，但是因为工作需要，他很快走上了一条推动全军卫生信息化的道路。

1987 年，傅征开始担任总后卫生部计划处处长，1990 年又担任计划财务局局长。正是这段工作经历，催生了他利用计算机系统开展医疗成本核算、改善军队医院管理工作的思想。

那时，正值改革开放初期。军队医院的经费下拨，仍然是最传统古老的管理模式。上级主管部门，凭什么向各家医院发放经费：完全依靠各个医院、各级主管部门自行上报的数据。这些数据不仅时效性严重滞后，而且真实性完全没有依据。同时，通过服务地方获得的收入，买了设备如何折旧，也没有统一的成本核算办法。这样就导致军队卫生经济的开支预算很难准确核定。

形势逼人。担任计划财务局局长的傅征坐不住了，他给总后卫生部领导出主意：要打破原来的做法，要根据医院实际收治军人的数据来发放经费，经费拨款要与实际完成的任务量挂钩。

"这个办法很容易想到，但是很难做到，因为统计信息不全不准。"傅征说。

原来的数据统计比较慢，过程要几个月。总部拿到全军医院的统计数据，要到第二年5月。所以每年到年底开会，领导要数据，机关就得忙着收集信息，然后加减汇总，准不准确另说，总是让人手忙脚乱。

数据没有时效性不说，最要命的是数据的准确性很差。因为涉及直接的经济利益，财务上弄虚作假的现象比较突出。总部派下去抽查，结果很费人力，一看医院病案就对不上，80%以上的医院都有不同程度的虚报现象。

面对这样的被动局面，傅征下定决心，必须拿到真实的数据——让数据从医疗业务过程中产生。

为了实现这个目标，必须有一个整体要求，于是提出"四个统筹兼顾、五个全军统一"的原则，即宏观管理需求与微观管理需求统筹兼顾，科学的先进性与实用的简便性统筹兼顾，当前应用急需与未来发展变化统筹兼顾，单项业务处理与一体化信息系统统筹兼顾；统一医疗指标体系、统一统计报表、统一信息分类编码、统一医疗名词术语、统一数据交换接口。

用信息技术解决上报数据的准确性问题，路子怎么走？当时的网络技术已经出现，但考虑实际情况，暂时别赶这个时髦，决定拟分两步走：先搞一个"单机版"系统，以后再考虑局域网的运用。

"单机版"上马，一是需要选择基础较好的单位作为研发基地；二是要对软件的设计、标准的选择及标准的制定等重大问题组织专家论证，然后开始编程。

1990年夏天，总后卫生部在大连举行会议，邀请几位熟悉医疗、统计、技术的专家对单机版进行论证。会议决定：在沈阳军区总医院已经探索实践了一段时间的基础上，研制全军统一使用的医疗信息管理软件系统"单机版"；指定301 医院承担"疾病诊断和手术名称及其编码"的制定工作。

这一步果然奏效，仅一年时间，仅花了十几万元就拿出了这套软件，并立即在全军推广使用。

这一"单机版"系统的应用，产生了这样几个被认为是突破性的效果：其一，下去抽查各单位数据时发现，已从原来的 80%有不实现象变为准确率达到了 90%以上；其二，实现了全军医疗情况的超级汇总，每年有上百万份的病历首页集中到总后卫生部的数据库中，并依此分配卫生事业费，初步解决了多年来存在的卫生系统宏观信息管理问题；其三，培养和锻炼出一批技术干部。

这一"单机版"系统的应用成功，得到了当时国家卫生部和原电子工业部有关司局领导的充分肯定，他们认为：在这么短的时间内，仅用这么一点经费，解决了这么大的问题，这在我国是一个创举。

但是，从卫生信息管理要求来看，摆在领导面前的仍然有几大问题没有解决，主要是：信息没能共享，医院内部的各项业务、特别是医疗业务基本没有涉及，即整体化医院信息管理问题没有解决。这正像当时国家卫生部陈炳章部长 1995 年在武汉东湖会议上所说："到目前为止，我国尚无一所医院运行起比较完整的医院信息系统。"

启动"网络版"解决医院信息管理问题

就在推广应用"单机版"系统时，军内一些医院对网络的运用也陆续开展。山东泰安 88 医院利用 Novell 网开发出了医院信息管理软件，并通过有国家卫生部信息化主管领导参加的技术鉴定；南京军区卫生部医疗处汪家伦领会到总部机关在信息化建设中的思路，带着 98 医院韩雄开发出了军队医院医疗成本核算软件系统。

顺应这种发展形势，1994 年，总后卫生部在 98 医院召开全军卫生经济工作研讨会议。在这次会上，傅征提出了"三个推"：第一，推广南京军区的成本核算经验；第二，推行全军统一的医疗成本管理制度；第三，推荐 98 医院的软件系统，并开始在 5 个医院先行试点。

1995 年，IBM、中国惠普等一些外资 IT 企业与总后卫生部接触，纷纷表示愿意合作参与军队卫生信息化建设。

此时，发展中尝到甜头的 98 医院已被 IBM 公司"相中"，希望与之合作开发医院信息系统，而且南京军区也准备于 1996 年 4 月将 98 医院的软件系统在全军区推广。

这时，运用"网络版"系统，解决医院内部的信息管理的需求浮出水面，主管领导马上意识到，上马供全军统一使用"网络版"系统的时候到了。

上马"网络版"，不仅技术和组织工作比"单机版"复杂，客观形势也发生了变化，当时摆在决策者面前的这样几个问题必须回答。

第一个问题：是自行研制？是购买？还是引进国外的再二次开发？当时国内有的公司已经在研制这类产品，且极力向军队推荐；国外厂商也以种种"诱饵"向军队系统推荐他们的产品，而且资助二次开发。不管这两种方式中的哪一种，若军队医院全面使用，没有上亿元人民币是不可能的。经济问题是一个方面，与此相关的还有一系列其他问题，例如，今后的维护升级以及人员培训等都得依靠别人，一两个医院可以，军队有一批医院，那会带来相当多的麻烦；国内正在研制中的整体性医院信息系统何时能够实用还不能确定，国外产品的二次开发也不是短时间就能完成的。考虑到这些问题的存在，且军队自身已经成长起来一批技术力量，具有了自主研发的可能。按照这样分析，基本可以决定自己组织研发。

第二个问题：经验已经证明，需要集中组织开发。研发基地选在哪里？选择哪个团队作为核心？

第三个问题：研发和样板建立需要一大笔资金，资金从何而来？

关于选点问题。主管机关认为，作为研发基地，需具备这样几个条件：有精干的技术力量，他们通晓计算机应用和网络技术，而且还需熟悉医院业务；一个业务比较规范的综合性医院，便于测试、磨合和试用，便于使技术和业务紧密结合。经过一番调查之后，最后选择 301 医院作为研发基地，301 医院计算机室作为核心团队。

做出这一选择，有其必然性，也有一点偶然。

说其必然，是因为 301 医院计算机室积聚了一批老中青技术骨干，已经形成了一个小型精英团队。这些人已在小型机和微机局域网上做过了两代信息系统，不仅有较多的技术储备，还有一批已经规范了的基础数据，特别是对后来被国际国内广泛使用的 C/S 模式有比较深入的认识和体会，301 医院本身又是一个很合适的试用基地。这样的条件，当时在军内外是不多见的。

说其偶然，那是由于一天晚上，301 医院计算机室安排一个主题为"如何开发新一代医院信息系统"的"晚餐会"，当时负责总后卫生部主管信息化建设的傅征局长受邀和大家一起参加"沙龙"，和大家一起吃"包子"、喝鸡蛋汤，边吃边谈。就这样，这位主管领导便看中了这伙年轻人的想干一个"大系统"的激情。

关于资金问题。考虑到软件开发和样板建设的需要性，怎么也得几百万元乃至上千万元。正在这时，主管医院信息化建设的傅征局长，经过与几个看好我国卫生信息化市场的大型跨国厂商沟通协商，最终选定了中国惠普公司作为合作伙伴，双方达成如下协议：

◇ 研发资金，军方、公司各出一半。

◇ 研发团队，以 301 医院的团队为核心，选派全军精干力量参加。

◇ 做出的产品，要能够军地两用。

◇ 军队免费使用，公司在军队以外范围销售。

大局敲定之后，傅征局长还觉察到另外一个问题：如果军队搞南北两个版本，必然会产生重复开发，形成竞争局面，且很不利于全军统一实施。傅征局长高瞻远瞩，果断决定让时任总后卫生部信息中心主任的宁义给 98 医院刘雄飞院长打电话，说明总部的意图。同时，傅征局长向惠普公司高层传递了这一新情况。惠普公司也不希望看到竞争对手介入，于是决定追加 100 万元投资 98 医院，与之从不同层面共同开发，研制适用于中小医院的"普及版"。刘雄飞院长为此还专门进京协商并签约。

研发"网络版"系统的主要问题似乎已经解决，可是真正干起来，问题和坎坷仍然是接连不断，就像爬大山一样，越过一道山梁还有更高的山梁。由于组织领导者不断地"与时俱进"，不间断地协调和组织，我们终于爬到了顶峰。

集中优势力量形成设计集团

选定的研发团队的实际情况也并不如想象的那么简单，一是现有的力量没能全部得到集中，二是仍感团队"元素"不全、力量单薄。总之尚未构成最有力的拳头。

当时，外部商家在以优厚待遇和种种诱惑拉拢 301 团队的人才，力量的凝聚存在着来自外部的风险；团队内部，因为有些课题还处于研发过程之中，还有些成果正处于热门状态，有市场、有利益，一时难以割舍，力量未能全部集中起来。这时，主管领导及时地采了取如下措施：①要求团队以大局为重，丢掉盆盆罐罐，丢掉蝇头小利，把一切可以集中的力量全部集中到这项大任务中来；②采取措施，排除干扰，凝聚住人才，稳定技术队伍；③健全组织机构，在项目领导组之下，设置任务协调组、技术组；④从各个方面聚集有用人才，加强研发团队建设；⑤采取请进来、走出去的办法补充队伍的短板。

经过调研，先后请来了当年的"银河"计算机副总设计师王振青作为总体设计及质量控制的高参；请来了既有管理经验又有信息系统建设经验的 88 医院于贤佐老院长协助把握总体设计中的需求及功能定位；请来了已在医院工作多年且有医院管理软件设计和使用经验的老同志龙其生参加软件测试，专门给设计出来的应用软件"吹毛求疵"、挑毛病；对于不便请到现场的专家，如南京军区总医院的医院财务专家高捷寿主任，则将设计出的"卫生经济管理"的方案设计拿去请教。

经过这样一番运筹，逐渐形成了一个强有力的设计集团。

树立精品意识

精神是最大的原动力，有了足够的原动力，就可能涌现出无限的创造力。

任务一开始，是这个队伍中的技术骨干主动提出这样一个口号："要搞精品！"正是这样一个口号，成了贯穿整个系统设计的"标杆线"。同样也是这个队伍中的骨干又提出了另一个口号："要发扬团队作战精神！"正是这样一种精神，使这个团队在研发过程中产生出了一种"涌现性"作用。

为了做出"精品"，工程组采取了这样几项措施。

（一）充分理解系统特点

与其他行业信息系统相比，医院信息系统有其独特之处，是信息系统中最为复杂的系统。它的第一个特点是，管理内容囊括多种学科，医、护、药、技、财和物等都可称为独立学科，需要深入理解每项业务属性；第二个特点是，用户使用的峰值极为凸显，且不可间断，需要简洁而又实用的风险防范措施；第三个特点是，医、护、药、技的每项操作，都事关人的生命，必须严格遵守相关规则。对此，设计者们要有比较充分的认识。

（二）搞好基础架构设计

（1）全面规划业务模型。病人信息模型、卫生经济模型、医药物资管理等信息模型都需要全面规划。

（2）全面把握数据结构。系统的操作和系统间的互联都是基于数据库的交换完成的。系统运行效率高低、对继续发展支持能力强弱、业务分类清晰与否，以及使用时是否方便等多种因素都与数据结构密切相关。设计组把这项设计任务看得很重，并安排了得力干将值守。

（3）选好系统基础软件。操作系统、数据库等基础软件关系到信息系统的稳定性、可靠性、方便性、应用的广泛性，以及系统生命力的强弱。对于基础软件，他们对当时的各种可用产品做了全面的分析、测试、比较之后才做出选择。

（三）建立工程设计规范

系统开始设计之初，工程组就制定出若干工程设计规范。例如，软件设计规范及相应的审核程序、各种文档规范、界面规范、软件测试规范及试用验收规范等。为使这些规范得到最好的落实，还拟制了主要文档和主要界面的"范本"，制定出若干软件公用模块。

（四）充分运用已有成果

研发基地所在单位在前两代医院信息系统研发过程中积累了宝贵的医院信息化的理念和若干项可用的技术成果，诸如建设医院信息系统的理念、已经规范了的基础数据、C/S 模式特点的恰当运用，以及汉语字头提取、医嘱续打、紧急情况处理等多项技术。这些理念和经验积累可供新系统设计参考，这些技术成果可按照"军字一号"架构要求嵌入进来运用。大量实践证明，一个信息系统的高效研制，以往的经验积累是极为可贵的。

（五）严格规范基础数据

各项业务的基础数据和规范的数据字典是保证信息系统数据质量的基础。研制组在这方面所下工夫不亚于软件编制所下工夫。整理和规范这些数据，不只是技术人员参加，还动员了大量的医护人员和管理人员共同参与。

（六）团队作战组织模式

运用这种模式的基本思想是：集思广益、集体智慧高于个人、充分发挥信息系统建设中的"涌现性"作用。具体做法是：整体方案必须充分论证，肯花时间，肯下工夫；重要的设计要经集体审核把关；设计过程中要做到充分交流，优势互补，成果共享；既重视团队力量的组织，又让个人创造潜能和责任意识得到充分发挥。

（七）保证应用软件质量

保证应用软件质量贯穿于整个系统研制的全过程。把握好整体设计、选好基础软件、规范好基础数据等重要环节，既可保证信息系统不会产生"塌方"，又可保证信息系统具有较强的生命力。

除此之外，还特别重视这样三个技术环节：一是，软件实现过程中加强质量监控，发现问题及时纠正，发现创新及时交流；二是，严格软件测试，先是自测，自测之后才能交给测试组，测试组不仅测试功能的正确与否，对操作方便性、界面布局合理性、界面词语规范性，以及响应速度等都逐条地"吹毛求疵"。三是，坚持用户体验，做出的应用软件要请使用者试用体验，挑毛病，提意见。把握好这样三个环节，可保证应用软件易用、用户喜欢使用、推广后不会发生局部"被颠覆"现象。

按照总部的部署，以同样的指导思想，类似的工程规范，同样的精神和干劲，在浙江湖州的解放军第98医院，面对军队医院尚有一大批较低档次计算机、若干基层医院技术力量薄弱、资金比较短缺情况的存在，同时研制了一套"普及版"系统，并于1997年年初开始在军队和非军队的约50所医院推广使用。只不过由于软硬件技术发展太快，军队又强调统一性，从2001年开始，使用这套软件的军队医院又陆续转为后续的"高级版"系统。

大力推广应用

"军字一号"医院信息系统能够快速、持续、稳健地大面积推广应用，以下几项措施起了重要作用。

（1）先在两所医院——301医院和304医院试用。这个试用完全是设计团队本身组织实施，发现问题自己解决，这也使设计者们对所设计的应用系统做到了心中有底。

（2）小批量推广试用。由总后统一组织，于1997年6月，选择了17所医院，举办第一期推广应用学习班。这也标志着"军字一号"医院信息系统大面积推广应用的开始。

（3）典型引路，现场交流。在多个现场交流活动中，1999 年 3 月北京军区在张家口 251 医院举办的现场交流会和 1999 年 11 月以总后卫生部和军队医学会计算机应用专业委员会名义在沈阳 202 医院举办的现场交流会震动作用最大。251 医院的现场会不只是北京地区的医院参加，整个华北地区和部分东北地区的军队医院也赶来参加。在 202 医院现场会上，还有 6 个军区总院级的医院介绍了他们建设和应用"军字一号"医院信息系统的经验和体会。通过这次会议，彻底打消了一些医院领导对医院信息系统的怀疑和忧虑。

两次现场交流活动之后，全军各级各类医院便掀起了上马"军字一号"医院信息系统的热潮。

（4）举办各类学习班。系统开始推广应用以后，以系统的原创单位为主，陆续举办各种类型的学习班。开始时以介绍系统本身为主，后来，为了使系统运行得更好、维护得更好，也为了让有能力的单位继续开发和完善，便陆续举办了"数据库学习班""PB 工具使用学习班"，以及某些模块的"新版本推广学习班"。在学习班上，不只是讲解技术和方法，还讲述建设过程中总结出来的应该把握的规律、工程的组织方法、各职能部门应该承担的任务和职责。正像我们一位骨干所说："不仅传授技术，还要传道。"紧接着，各"技术支持基地"还在各地区举办了多起地区性学习班。有关的专业委员会，也围绕系统的推广应用，举办各种学术交流会议。

（5）挂牌建立技术支持基地。在社会服务一时跟不上的情况下，总后卫生部决定给技术实力较强的医院挂牌成立"技术支持基地"，以协助力量较弱的医院尽快建起"军字一号"医院信息系统。为支持后续的继续研发，给研发实力强的医院挂牌为"技术开放基地"。

与此同时，一个接连一个的企业陆续承接这套产品，他们既为军队医院信息化建设服务，同时又在各级各类地方医院大面积推广。这些企业中，以目前的北京天健技术有限公司服务面最广，销售量最大，对系统的延伸扩展所做工作也最为深入广泛。

这一系列措施，使得 200 多所军队和武警医院，在 3 年时间内都陆续应用起"军字一号"医院信息系统，而且还在原系统基础上发展、壮大着。

系统的价值所在

"军字一号"医院信息系统大面积推广应用之后，逐渐显现出它的价值所在。它的价值可分为有形的和无形的两类。系统设计的理念属无形的，这里一下子说不清楚，其有形的价值，就我个人认为，主要表现在如下几个方面。

（一）稳定健壮的基础架构

仅就其生命力来看，它已跨过以卫生经济管理为主线的医疗与物资管理和以电子病历系统建立为主要内容的两个发展阶段。在我国，顺利跨过这两个发展阶段的系统不多。它之所以有这样的生命力，主要归功于：系统的基础软件选择正确；病人信息模型、卫生经济管理模型等设计合理；数据结构设计科学严谨，脉络清晰且有远见；它的运行能独立于各种操作系统。

（二）大量合规的基础数据

业内人士都已经认识到，数据库存进去的数据质量如何，主要取决于数据字典的质量。"军字一号"设计者在规范数据方面所下工夫绝不少于软件编程所下工夫。系统提供的数据字典，除了一般的人、财、物方面的基础数据符合国家和行业标准之外，它所提供的医疗业务方面的基础数据，如"医嘱字典""疾病诊断和手术名称字典""检查项目字典""检验项目字典"等，都比较完整而且符合医疗业务规范。这是系统最宝贵的财富之一。

（三）自扩自维的支持能力

"军字一号"提供给用户的材料和服务手段中，除了系统的安装和使用说明之外，还提供了数据字典维护、汉语拼音字头提取等方法，这些方法和手段很利于客户个性化的实施，特别是它提供的"数据结构"（包括数据字典）手册及其说明，不仅是学习和掌握这套系统的重要资料，更为用户独自实施功能扩展提供了极大的便利。

（四）摆脱操作系统的设计

系统设计时考虑到系统可能的应用环境以及可能的硬件和基础软件的发展，提出了一个口号："应用软件运行要与操作系统无关"，使得它可运行于任何厂家的任何机型，这不仅使客户已有的 IT 资产可继续使用，也维系了系统本身的生命周期。

几点经验，几分遗憾

概括"军字一号"医院信息系统研发的主要经验有如下几点：

（1）对业务系统的深度分析与综合，将信息技术合理地融于各项业务管理之中，综合出合理的信息模型，是产生优秀系统的基础。

（2）团队作战、集思广益、密切沟通、一个人从头至尾负责一项业务系统、整体概念、核心系统由一两个骨干人员把控，是小型团队能够优质、高效地研制大型信息系统的好模式。

（3）技术与业务结合、用户参与设计和试用体验是保证各项业务系统易用、实用的最佳手段。

回顾历史，总觉得还有几分遗憾，主要是：

（1）从产品的发展战略上看，系统投入使用之后，没能持续地跟进，并依据使用者的反应和不断增长的需求，对系统持续改进、完善，以及阶段性地交出新的版本。现在大家都认识到，把一个信息系统的研发看做"一个项目"、当做"一锤子买卖"是不正确的，这不符合一套优秀产品的研发规律。这样的处理，对人的不断提升的认识也是一种损失。

（2）从产品的使用策略上看，系统交出之初，没有同时给出系统实施细则以及系统维护说明，致使对系统不甚熟悉的人，在系统实施时效率低下；也致使若干功能（特别是一些隐性功能）没有得到良好运用，甚至出现了不该出现的版本的混乱。

（3）从推动应用和总结经验看，为了推动应用，只从建设应用角度写出一本《医院信息系统建设与应用》，而没有及时写出系统的"设计说明"，致使这个系统设计理念的精华没能随着系统的推广使用被更多人认识，也阻碍了知识的持续积累。

事非经过不知难。谨做以上回顾小结，供同行们借鉴。

（任连仲　整理）

附录 B

"军字一号" 名称的由来

　　20 世纪 90 年代中后期，军队医院信息系统网络版任务启动之后，时任总后卫生部综合计划局局长的傅征（后来晋升为总后卫生部副部长，一直分管全军卫生信息化建设）进一步提出了关于军队卫生信息化建设的全盘设想，即建设全军统一使用的医院信息系统，解决医院内部的信息管理，这是其一；建立总部机关的中心数据库，支持全局管控，支持医院管理及医学研究，这是其二；发展远程医疗（当时叫做远程会诊）系统，解决军队中基层医疗机构和边防海岛部队伤病员的及时救治，这是其三。

　　总括起来，将这三项工程称为军队卫生系统的"三大工程"。

　　傅征局长设想，这么大的信息化工程，虽然是军队提出、由军队负责建设，但也应该纳入国家的相应工程系列（当时所说的"纳编"）。如能这样，不仅使军队卫生信息化建设更师出有名，还会使军队卫生信息化目标和方向更为明确，建设更为有序。

　　自从 1990 年开始，以当时的电子工业部胡启立部长为首，已经启动了多项国家级重大信息化工程，并给这些工程冠以"金"字，统称为"金字工程"，如用于海关管理的系统称为"金关工程"、用于税务管理的系统称为"金税工程"。后来，由国家卫生部提出的卫生信息化工程被称为"金卫工程"。为统筹协调这些国家级信息化工程项目建设，以原电子工业部为主专门组建了国家"金字工程办公室"。

　　总后卫生部希望将前面提出的"三大工程"命名之事提交到国家卫生部和金字工程办公室。经主管机关协调，1996 年 1 月卫生部计算机领导小组正式印发通知，将总后卫生部上述三项工程项目命名为"金卫工程军字一～三号工程"，医院信息系统是其中的一号，于是就把供全军使用的这套医院信息系统统称为"军字一号"或"军卫一号"，在谈及工程项目时也常称其为"一号工程"。

因为"军字一号"医院信息系统的研制，中国惠普公司投资了 500 万元，这套系统研制成功之后，中国惠普公司便立即向全国推广，这时，为了说明这套系统不只适用于军队，也适用于全国医院使用，又给它起了另外一个名字，叫做"军惠医院信息系统"。

（任连仲　整理）

部分人名索引

超越医疗：HIT 的拓荒

"军字一号"点滴回望

责任编辑：徐蔷薇

封面设计：朝天世纪

ISBN 978-7-121-28672-8

定价：59.00元